« RÉPONSES »
*Collection créée par Joëlle de Gravelaine,
dirigée par Sylvie Angel et Nathalie Le Breton*

ÉMILIE DEVIENNE

ÊTRE FEMME SANS ÊTRE MÈRE

Le choix de ne pas avoir d'enfant

ROBERT LAFFONT

© Éditions Robert Laffont, S.A., Paris, 2007
ISBN 978-2-221-10569-6

Mot de l'auteur

— Et vous, vous avez des enfants ?
— Non.
— Ah..., répond le quidam, mal à l'aise.
— Je n'en ai jamais voulu.
— Ah bon ! reprend ledit quidam, partagé entre étonnement et désapprobation.

Repli stratégique. Blanc dans la conversation. Serais-je malade ? Affligée par un secret de famille aux allures de malédiction, ou serais-je plutôt un humanoïde subversif ?

Rien de tout cela, je vous rassure. J'ai juste fait un choix.

Quarante-quatre ans, un corps tout disposé à solliciter les choux, les roses ou les cigognes, mais pas le moindre petit désir de m'inscrire dans la tendance, pourtant lourde, de LA maternité triomphante. Et pourtant, je les aime, les enfants... Des autres ! Mieux vaut d'ailleurs que ce soit le cas quand les clins d'œil de la vie vous placent au centre d'une recomposition familiale.

Aussi loin que remontent mes souvenirs, je n'ai

jamais voulu d'enfant. Je n'ai pas davantage joué à la poupée et quand on m'offrait des peluches je préférais m'imaginer vétérinaire que mère de famille. Suis-je normale, docteur ? Séances psy et introspection m'autorisent aujourd'hui à répondre « oui ».

Sous cape, j'ai lu dans le regard des gens et compris, dans leurs sous-entendus, que je devais être bien malheureuse... Que je ne savais pas ce dont je me privais... Que si j'avais des enfants bien à moi je ne parlerais pas comme ça... Que je devais être vraiment mal dans ma peau pour ne pas vouloir connaître cet épanouissement suprême... Que mon enfance avait dû être terrible pour que j'en arrive là. Que ma vie personnelle devait être bien frustrante pour que la maternité me rebute à ce point...

Que nenni :

— non, je ne suis pas malheureuse. Je m'évite même bien des ennuis et la dose de bonheur que sont supposés apporter les enfants, je vais la chercher ailleurs et autrement ;

— oui, je sais ce dont je me prive en étant femme sans être mère : une série de contraintes, de soucis et de contrariétés additionnés à ceux que le quotidien traîne à ses basques. Et encore, mon expérience de belle-mère m'en donne un très large et durable aperçu ;

— si j'avais des enfants « faits maison », tiendrais-je le même discours ? Ma conviction la plus intime est que je me culpabiliserais d'avoir pris une décision irréfléchie. En aimant des enfants conçus par d'autres, je savoure leur amour et leur affection sans me sentir affreusement responsable de les avoir égoïstement plongés dans ce grand chaos ;

— non, je ne suis pas mal dans ma peau. Je pense simplement que mon épanouissement en tant qu'être humain ne passe pas par des contractions, un col dilaté et un minimum de quarante années de bons et loyaux services auprès de ces chers bambins que le destin ne manquera pas d'égratigner ;

— certes, mon enfance n'a pas été un « long fleuve tranquille ». Mais cela ne suffit pas à décourager les meilleures volontés ;

— quant à ma vie personnelle, je suis heureuse de confesser que tout va bien et que je m'emploie activement à ce que cet état se prolonge autant que faire se peut. Je ne suis ni frustrée, ni coincée, ni nympho. Juste une femme qui a connu l'amour, le désamour, le désir, le plaisir, l'amour encore, le tout sur fond de réalisations personnelles et professionnelles heureuses souvent, décevantes parfois. La vraie vie, quoi !

La maternité fait partie de la vie des femmes, certes. Mais « partie » seulement. Ce n'est plus une étape obligatoire dans leur parcours pour être accomplies, rayonnantes et heu-reu-ses ! Or, cette vérité reste encore mal comprise et admise avec réserve.

Souvent, quand je marche dans la rue, je suis frappée par le nombre de mères que j'entends vociférer contre leur enfant : « Dépêche-toi, on va être en retard », « Non, tu n'auras pas ce truc-là, je t'ai déjà acheté tel truc hier », « Si tu continues, ça va tomber ! », vous voyez le style ? Lorsque les mères marchent calmement, le port altier et la mine accomplie, c'est que bébé dort dans sa poussette ou que le jeune enfant mange son goûter. Ado, la question ne se pose plus : il a éjecté ses parents sauf quand il faut en passer par la case « carnet de chèques ». C'est pour cela sans doute que Pierre Desproges conseillait aux adultes de faire des enfants tard pour les « emmerder » moins longtemps !

Quand j'écoute mes amis parler de leur vie de famille, je me félicite d'avoir tenu bon. Car, moi aussi, j'aurais pu craquer. Un nouveau-né, un mot d'enfant, quoi de plus charmant ? Le discours langoureux et confiant de l'homme aimé, quoi de plus enthousiasmant ? Seulement voilà : une fois les violons en mode *mute*, la réalité nous rappelle à l'ordre. C'est un CDI que signent les pères et mères dignes de ce nom. Je profite d'ailleurs de cette remarque pour féliciter les parents qui y parviennent sans coups d'éclat. Sincèrement.

Deux raisons m'ont poussée à écrire ce livre :

1. d'une part, mieux faire comprendre nos motivations les plus profondes à celles et à ceux qui nous trouvent « bizarres » ou « contre nature » ;

2. d'autre part, ouvrir le débat sur la place de l'enfant. Aussi étonnant que cela puisse paraître et quoi que l'on en dise, les enfants ne sont pas les bienvenus dans notre société. On se plaît à

défendre le contraire car tout est organisé autour d'eux. On veut imaginer qu'ils sont « rois », quand ce sont les adultes qui cèdent du terrain en se montrant moins autoritaires. On veut les percevoir plus éveillés que nous au même âge, quand c'est en fait un déluge d'images et de technologies qui leur est servi sans discernement. On veut les croire plus autonomes, quand c'est en fait nous qui nous désengageons pour toutes les bonnes et les fausses bonnes raisons qui ne regardent que nous. On se goberge de l'« intérêt de l'enfant ». C'est un leurre. En vérité, à leur corps défendant, les enfants bousculent tout et l'on s'évertue à les faire entrer dans des cases horaires et affectives pour qu'ils puissent grandir sans rien déranger de la pression culturelle, économique, sociale et politique subie par les adultes. Et eux, bonne pâte, font contre mauvaise fortune bon cœur. Ah, la fameuse « faculté d'adaptation » des enfants... Ça arrange tout le monde, non ?

Je concède aux plus optimistes que le progrès veille. Cependant, « peut mieux faire », comme écrivait ma prof de maths au secondaire en marge de mon bulletin. Le travail, la carrière (saisissez la nuance), l'instabilité affective, la précarité économique, l'inconstance sociale, autant de dimensions à considérer quand on projette d'avoir un ou des enfants en ce XXIe siècle balbutiant. Il faut penser sa vie à deux fois avant de se lancer et d'engager la vie de petits êtres qui n'ont rien demandé à personne.

Depuis des années, j'ai ce livre en tête. Depuis des années j'attends le moment où l'on ne me dira plus : « Tu as encore le temps de changer d'avis. » Comme si c'était obligatoire...

La question de l'enfant reste d'actualité aussi bien dans sa réalisation que dans la spéculation entourant l'éventualité de sa naissance. Si la dénatalité questionne, le non-désir d'enfant intrigue tout autant. Peut-être même davantage. Pourtant, il va devenir de plus en plus difficile d'écarter ce sujet encore tabou. En effet, selon l'Institut national d'études démographiques (INED), en France, 10 % des femmes et 15 % des hommes optent en faveur de ce que les statisticiens appellent la « nulliparité ». Et la tendance ne va pas aller en diminuant.

Au fil des pages, vous trouverez donc des explications à cette forme récente de liberté qui se dispute cher. On a tôt fait d'y voir une mini-révolution dont les tenants passent pour des trublions. Après les célibataires, les *célibattantes* ont créé des remous, tandis que les familles recomposées sont graduellement entrées dans les mœurs. Les perturbations de l'heure gravitent à présent autour de celles et de ceux qui choisissent de s'écarter de la parentalité en bonne et due forme. Vous le verrez, cela ne veut pas dire que nous ne nous occupons pas d'enfants, que nous les écartons de nos vies, loin s'en faut ! Je dirais même que nous prenons plus souvent qu'on pourrait le croire le relais quand les parents assument mal ou assument peu. Et avec le sourire, en plus !

MOT DE L'AUTEUR

Bref, partons à la rencontre des femmes – et des hommes – qui choisissent de ne pas avoir d'enfant justement parce qu'ils ne prennent pas l'enfance à légère. Si les ventres ronds ont la cote, les ventres plats l'ont infiniment moins, sauf s'ils sont le fruit des régimes les plus drastiques et des mouvements de gymnastique les plus exigeants !

1

Des clichés réducteurs

Lors d'une promenade en raquettes, un après-midi de février, dans le Queyras (région des Hautes-Alpes), je me fis réprimander par le guide : « Tu vas où comme ça ? » me lança-t-il, rompant le silence ambiant et surprenant les autres membres du groupe, plutôt à la traîne. J'expliquai que je suivais la trace devant moi en direction d'une chapelle perchée en haut d'un vallon qui tenait lieu d'objectif pour cette sortie. « On ne doit jamais suivre des traces. Tu ne sais pas où elles mènent. Tu ne sais pas si le type avant toi ne s'est pas planté ! » En l'occurrence, le promeneur avait cru trouver un raccourci, mais ce passage ne menait nulle part. Très certainement il en avait été quitte pour rebrousser chemin. Déduction inévitable : il faut faire sa trace en se fiant à sa propre connaissance du terrain.

À l'époque, je commençais la rédaction de ce livre et l'aventure me sembla tout à fait pertinente pour user de la métaphore. Gare aux raccourcis et aux sentiers battus ! L'expérience présente des avantages, encore faut-il se l'approprier à bon escient. C'est un peu comme ce vieux dicton : « Ah ! si jeunesse savait et si vieillesse pouvait... » Notre pensée peut s'égarer et nos avis tendre vers des généralisations toujours nuisibles à la qualité des interprétations. Foin du prêt-à-penser. Il faut se forger une opinion personnelle pour aller de l'avant. Avoir confiance en ce que l'on sait et ce que l'on ressent. Une personne qui a pris le temps de se connaître par un travail personnel afin de consolider sa sécurité intérieure identifie avec justesse, dans la plupart des cas, les balises qui jalonnent son chemin de vie. Elle sait ce qu'elle veut et ce qu'elle ne veut pas. Elle sait pourquoi. Elle sait aussi que cette analyse ne confine pas au nombrilisme, mais concerne davantage un niveau de conscience d'elle-même qui préside à des choix. Cette solide connaissance d'elle-même permet une souplesse, une réactivité bienveillante, une capacité d'adaptation vitale. Dès qu'un individu s'écarte du chemin classique pour scruter d'autres horizons, il peut s'éloigner de normes séculaires et de comportements affectés. Comme un randonneur ravi de trouver un nouveau trajet ou un alpiniste heureux d'ouvrir une voie, il explore d'autres motifs de satisfaction et de bien-être. Il augmente sa culture du désir, prenant en compte ses aspirations dans le respect de l'autre. Le foisonnement actuel des modes de vie signale un élargissement des possibles plutôt qu'il n'élargit le spectre d'une civilisation en perte de vitesse. La famille est un formidable laboratoire où l'observateur pourrait bien avoir le tournis tant elle évolue vite et dans les directions les plus contradictoires !

Les raisons du non-désir d'enfant ne se résument pas à une ou à deux affirmations trop rapides pour être explicites. À un niveau conscient et dans des sphères plus inconscientes, ce choix est influencé par l'éducation, les valeurs familiales, les expériences amoureuses, le parcours professionnel et le regard que l'on porte sur notre environnement socioéconomique, voire politique. Tout le reste n'est que discussion de café du Commerce.

En guise de mise en bouche, je vous propose donc une petite promenade au pays des jugements à l'emporte-pièce...

« Ce sont des égoïstes »

Tout d'abord, une précision. « Égoïste » ne veut pas dire « égocentrique » ou « narcissique ». L'égoïsme bien compris consiste en une attitude grâce à laquelle on voit ses propres intérêts avant ceux des autres non pas pour s'arrêter là, mais pour donner de soi ensuite, sans arrière-pensée. C'est un peu le « Charité bien ordonnée commence par soi-même » bien connu parmi les proverbes populaires.

Historiquement parlant, la France n'est est plus à l'après-Première Guerre mondiale, quand l'égoïsme individuel était opposé à l'intérêt patriotique. Ou le Québec à la période, jusqu'au début des années 1960, où, pour les mêmes raisons (devoir citoyen *versus* intérêt individuel), l'Église québécoise, par exemple, sévissait sur la famille de manière incontestée.

Le souvenir d'une femme à la fin de la trentaine m'est resté en mémoire depuis la préparation du livre que j'ai écrit sur le divorce[1]. De son premier mari qui l'avait quittée, elle n'avait pas eu d'enfant et n'en voulait pas davantage avec son nouvel ami, averti de ses idées en la matière. Cela lui valait de la part de ses pseudo-beaux-parents de se faire traiter d'égoïste car ils n'auraient pas de petits-enfants. Elle m'avait dit leur avoir fait valoir que les égoïstes, dans l'histoire, n'étaient peut-être pas ceux que l'on croyait...

L'égoïste vit en fonction de lui parce qu'il cherche d'abord et avant tout à satisfaire ses propres besoins. Or, parmi ceux-là, ne figure pas la nécessité d'avoir un enfant. Pourquoi se forcer ? Je crois qu'il faut plutôt saluer là une lucidité courageuse.

Concevoir un enfant pour se faire plaisir sans se demander quelle disponibilité affective et intellectuelle nous serons prêts à lui accorder jusqu'à la fin de nos jours : n'est-ce pas là davantage une preuve d'égoïsme ? Un homme dans la trentaine, travailleur indépendant dans le secteur des communications, me confiait son inquiétude : son

---

[1]. Devienne, E., *Qui garde le chien ? Divorcez au mieux*, Paris, Le Cherche Midi, 2002.

amie était prête à le quitter car il refusait de lui faire un enfant. « Faire un enfant pour soi, je ne suis pas d'accord. »

Animé par la volonté d'éviter au maximum les contraintes, l'égoïste organise sa vie. Si le programme couches-culottes ne présente pas pour lui d'attraits irréfutables, n'est-il pas plus juste de le savoir d'avance que de céder aux convenances ? De céder et, une fois l'arbre généalogique étoffé, de reprendre le service de ses ambitions personnelles au mépris des besoins de sa progéniture ? Certes, les exceptions sont là pour témoigner de réfractaires affichant une béatitude émouvante une fois l'enfant dans leurs bras. Ils se demandent alors comment ils ont pu vivre jusque-là sans cette part d'eux-mêmes. Tant mieux pour eux. Les plus dubitatifs s'en remettront à l'idée selon laquelle, quand on chasse le naturel, il revient au galop !

Tout égoïste en a fait l'expérience : quand il a fini de ne voir que ses propres intérêts, il a alors l'esprit libre pour s'occuper du monde extérieur auquel il décide, selon ses critères, d'apporter sa contribution. Il se révèle alors tout à fait généreux de son temps, de son écoute, de son argent même, parce qu'il en retire un plaisir personnel, une satisfaction. Il n'est pas exclu, dans ce cas de figure, qu'il jette son dévolu sur un enfant de son entourage, lequel sera ravi, l'espace d'un moment, d'être le centre des préoccupations du supposé égoïste. N'est-il pas préférable d'être auprès des autres par choix que prisonnier de la comédie des apparences ?

Enfin, que dire des parents qui imposent à leurs enfants un destin pour leur propre satisfaction ou la valorisation de leur ego ? Qui ne connaît pas dans son entourage un père ou une mère assenant à son fils ou à sa fille : « Je n'ai pas pu faire médecine, tu seras médecin », ou encore : « Tu feras ton droit et tu reprendras le cabinet comme je l'ai fait avec grand-père. » Et l'enfant, lui, il en pense quoi ? Je vous renvoie pour répondre à cette question aux travaux d'Alice Miller[1], psychanalyste et spécialiste de l'enfance internationalement reconnue. Cette octogénaire née en Pologne et de culture suisse alémanique (elle a notamment obtenu à Bâle un doctorat de philosophie) ne cesse de marteler son message : les souffrances de la petite enfance conduisent à une insécurité sur le plan émotionnel avec toutes les conséquences et les dérives possibles. Alice Miller ne pointe pas seulement du doigt les actes de violence mais tout ce qui, subtilement, fait que l'enfant comprend les troubles et les besoins de ses parents et s'y adapte pour survivre, au détriment de la construction de sa propre personnalité. Certes, il est normal d'avoir des ambitions pour ses enfants, de les guider, de les entourer. Les pédagogues et autres spécialistes de l'enfance

---

1. Miller, A., *Le Drame de l'enfant doué*, Paris, PUF, 1983 ; *L'Avenir du drame de l'enfant doué*, Paris, PUF, 2003 ; ou encore : *C'est pour ton bien*, Paris, Aubier, 1998.

s'entendent néanmoins pour avancer que tout projet éducatif, quel qu'il soit, doit être construit en fonction de l'enfant et non de ses parents.

Enfin, après tout, si la personne sans enfants confesse une part d'égoïsme, peut-on le lui reprocher ? Pour moi, c'est de l'égoïsme partagé. Il n'est pas immoral de penser à ses intérêts. C'est même une preuve d'honnêteté intellectuelle. L'image de la mère ou du père Courage qui, tel le pélican dépeint par Alfred de Musset, donne ses entrailles à ses petits, c'est beau dans les livres, mais ça ne résiste pas à la réalité de notre XXIe siècle. Je doute que même les parents les plus convaincus du bien-fondé de la procréation dans leur existence ne soient pas égoïstes à un moment ou à un autre de leur vie. Qui oserait leur en tenir rigueur ? L'égoïsme est une partie structurante de la nature humaine, ne serait-ce qu'à dose homéopathique !

Ne perdons pas de vue, non plus, que l'on ne peut donner que ce que l'on a reçu d'une manière ou d'une autre. Une personne qui, elle-même, n'a pas bénéficié de la chaleur d'un amour inconditionnel de la part de ses parents, ou au moins de l'un d'eux, sera handicapée pour transmettre à son tour cette formidable énergie indispensable pour accompagner avec succès l'évolution d'un nouvel être humain. N'est-ce pas, encore une fois, faire preuve de lucidité – et non d'égoïsme – que de reconnaître ses propres limites et d'agir en conséquence ? Quand je vois autour de moi des enfants qui ont quasiment l'impression de déranger leurs parents, je me dis qu'il y a maldonne.

« *Elles n'aiment pas les enfants* »

Corollaire de ce qui précède, un ou une égoïste, n'aimant qu'elle, n'aime personne, et en particulier pas les enfants. Autre variante : quand on aime quelque chose, on se débrouille pour l'obtenir. Si elles aimaient vraiment les enfants, elles en auraient. Évidemment, il suffisait d'y penser !

On peut aimer les enfants sans pour autant en créer soi-même. Les familles actuelles ressemblent bien souvent à des tribus au sein desquelles on peut toujours se trouver une petite ou une grande place si le cœur nous en dit. Ne pas être mère n'est pas l'antithèse du maternel. Idem pour ces messieurs d'ailleurs. C'est une alternative quand la responsabilité de donner la vie et d'en assumer complètement les conséquences ne nous semble pas compatible avec notre histoire, notre passé et notre sensibilité. D'ailleurs, nombre de personnes sans enfants font des tantes, des oncles, des belles-mères, des beaux-pères, des parrains, des marraines, ou simplement des amis formidables et importants pour les enfants... des autres ! En résumé, les enfants non-stop, nous ne sommes pas très partants, mais, à temps partiel, nous sommes irremplaçables ! Nous agissons en complémentarité. Je répète : « en complémentarité » – cette affection, cet amour, cette générosité auprès des enfants et des ados qui ne sont pas « faits maison » ne viennent en rien compenser de manière consciente ou inconsciente les enfants que nous n'avons pas eus. Comme beaucoup de femmes remariées, je suis la belle-mère de deux jeunes filles. Je les ai connues petites et elles viennent chez nous une semaine sur deux selon le principe de la résidence alternée. Depuis une dizaine d'années maintenant, je sais donc ce que veulent dire les réunions à l'école, les devoirs, les rendez-vous chez le médecin, les principes de base palpitants du genre « Lave-toi les dents » cent fois par semaine répétés inlassablement ! J'ai le grand bonheur de profiter aussi des petits mots doux posés sur mon bureau, des cendriers en pâte à sel, des cartes postales quand elles sont en vacances avec leur maman, des câlins le soir avant de dormir, du premier gâteau aux amandes réussi avec application, d'une rose pour m'accueillir après un voyage – les attentions ne manquent pas. Cette confidence pour confirmer ceci : on peut aimer les enfants, en être aimés sincèrement et ne pas vouloir pour autant en concevoir soi-même. Je pense, pour ma part, être bien plus douée pour aimer ceux des autres que ceux que j'aurais faits. Avec mes enfants, si j'en avais eu, j'aurais inévitablement parlé par la voix de mes fantômes, même après avoir fait un « grand ménage thérapeutique », comme il me plaît d'appeler ce travail personnel. Avec les enfants auprès desquels je chemine en cours de route, il est infiniment plus aisé de prendre ses distances par rapport à des préceptes dont il serait difficile de se débarrasser si le même sang coulait dans nos veines. Aucune indifférence en filigrane, je vous rassure ! Je compare plutôt ce degré d'amour à ce que les sociologues appellent la « conjugalité non cohabitante ». On aime un homme ou une femme, mais on préfère vivre cet amour en pointillé, chacun chez soi, rendez-vous pour des morceaux choisis. Le quotidien, les poils dans le lavabo et les chaussettes en boule au pied du lit, on oublie. On écarte aussi la soirée masque de beauté bien luisant, la mèche en bataille dans notre bon vieux pyjama. Quand on se rencontre, c'est pour le meilleur, le charme, les moments plaisants, la pratique d'un sport, les expositions, les réunions de famille aussi parfois.

Profitons de ce passage vantant les bons côtés d'une relation à temps partiel avec les enfants pour adresser une mise au point à nos bonnes copines : que vous ayez, mesdames, des bouts de chou craquants, tout roses, tout dodus, magnifique ! Que vous nous les tendiez pour que nous les serrions tendrement dans nos bras, très bien ! Que vous y alliez de la photo du siècle en vue de graver l'instant jusqu'à la nuit des temps, formidable ! Que vous ayez la larme à l'œil, pourquoi pas ? En revanche, pourriez-vous éviter de nous dire, dans la seconde qui suit : « Vraiment, tu devrais t'y mettre. Un bébé dans les bras, ça te va comme un gant. Non, je t'assure, tu es faite pour ça » ? Certes, nous le berçons affectueusement, votre héritier, mais cela ne sous-entend pas que nous soyons toutes disposées à renoncer à notre mode de vie comme par enchantement. Les nuits écourtées, les budgets de vaches maigres parce qu'il y a l'orthodontiste du premier, les cours de danse de la seconde, les leçons de rattrapage de Zoé ou les dernières baskets que Jules veut absolument pour aller au lycée, très peu pour nous. Et que dire des séjours linguistiques, des stages divers et variés l'été pendant que les parents travaillent, des frais de nounou, des discussions à n'en plus finir sur le rangement des chambres, la régularité du travail ou l'accoutrement de circonstance ! Et encore, je ne signale pas les cernes dus à des horaires inconcevables pour tout être humain normalement constitué. Nous ne renoncerons pas à notre autonomie, à la souplesse de nos horaires, à la flexibilité de nos budgets. Certainement pas.

Autre effort inutile de la part des jeunes parents : nous expliquer en toute bonne foi que nous pensons ainsi parce que nous n'avons pas un enfant bien à nous mais que, quand c'est la « chair de sa chair », rien n'est plus pareil. Verrions-nous alors les choses autrement, comme ils le soutiennent fermement ? Peut-être. De toute façon, maintenant que vous surfez sur la vague des couches-culottes et des petits pots, chères amies, vous n'avez pas trop le choix. Mieux vaut que vous trouviez que c'est la plus belle chose que vous ayez jamais réalisée au monde. Autant que vous en soyez heureuses ! Nous, nous avons encore la possibilité de ne pas prendre le risque de comparer avant/après.

Autre vaine tentative dont vous pouvez vous épargner l'effort : l'approche démarrant par « Tu es tellement maternelle, ça se voit ». Ce n'est pas pertinent. Que vous en soyez persuadée à votre sujet, grand bien vous fasse. Laissez-nous donc décider pour notre propre enseigne. Incidemment, cette dernière remarque s'adresse aussi à des amoureux qui se croiraient plus forts que leurs prédécesseurs au point de nous faire changer d'avis.

Enfin, un mot à l'endroit de nos mères : si elles avaient la bonté de ne pas laisser traîner sur la console de l'entrée le plus récent faire-part de naissance d'un enfant de leurs amis, ce serait sympa. Les dragées, c'est pareil. La remarque d'un air dégagé style : « Ah oui, au fait, tu sais que la fille de mon amie Suzanne vient d'avoir son deuxième enfant, quelle chance ils ont... eux, d'être des grands-parents gâtés et gâteaux. » Ces allusions prévisibles sont énervantes. Amis, amants, parents, sachez une fois pour toutes que nous avons mûri notre point de vue. Il est clair comme de l'eau de roche que nos circuits neuronaux ne se programmeront jamais en mode « bébé ».

Félicitations à celles et à ceux qui se délectent au fil des jours d'un destin allant de la remise du carnet de maternité à celle des diplômes universitaires, juste avant celle du livret de famille. Nous, nous préférons offrir un cadeau à chacune de ces occasions et organiser notre temps différemment.

Nous sommes même tout disposés à proposer de l'aide à nos amis passés dans le groupe des jeunes parents ou aux membres de notre famille inclus dans le lot. Un détail cependant : nous le ferons ponctuellement. Bien, scrupuleusement, mais ponctuellement ! Parce que nous nous savons meilleurs dans ce rôle-là. Parce que nous nous sentons davantage à notre place dans une relation de cette nature. Parce que, quand nous sommes présents, nous le sommes vraiment. Et l'enfant ne s'y trompe pas. Il sait quoi attendre de qui. Chacun trouve alors son compte dans des échanges complémentaires.

Autre explication fréquemment entendue de la part de celles et de ceux qui ont eu leur dose d'enfance : les enfants, on a déjà donné quand nous aurions plutôt dû vivre notre propre enfance. Alors, remettre ça, c'est hors sujet ! C'est le cas notamment des familles nombreuses dont la sœur aînée a largement pris l'organisation en main. Après avoir veillé sur une tripotée de frères et sœurs, elle a envie de dire « ouf » et de vivre un destin différent. Elle a fait sa part et veut profiter de la vie comme pour rattraper une liberté détournée, ce qui ne va pas sans susciter de la jalousie.

Maintenant, une petite question, quelque peu provocatrice : si des gens n'ont pas d'enfants parce qu'ils ne les aiment pas, cela signifie-t-il que les gens qui ont des enfants les aiment ? Tous ? Infailliblement ? Je laisse aux psychanalystes, psychologues, pédopsychiatres, enquêteurs sociaux, juges des enfants et divers magistrats le soin de témoigner des blessures qui émergent de leurs patients ou autres au fil des entretiens... Je vous fais grâce des audiences devant les juges aux affaires familiales, des rapports et des conclusions des travailleurs sociaux. Convenez avec moi que, malheureusement, faire des enfants n'offre pas le gage d'un amour invétéré. Dans le cas contraire, le mot « maltraitance » serait vide de sens. Les troubles de l'enfance brilleraient par leur absence. À chaque fois que j'entends ne serait-ce qu'un fait divers rapporter des mauvais traitements infligés à des enfants, je m'emporte. Même énervement quand j'entends des ados discuter entre eux de leurs frasques et que l'un dit à l'autre : « Et tes parents, ils disent rien ? – Bof, mes parents, ils s'en foutent de toute façon ! » Au risque de déclencher les foudres de mes lecteurs, je pense que ces gens-là auraient mieux fait de ne pas avoir d'enfants si c'est pour les laisser livrés à eux-mêmes impunément. Certes, moi qui exhorte à éviter les raccourcis de la pensée, je me garderai bien de réduire l'équation à l'extrême. De multiples déterminants psychosociaux expliquent la genèse de ces sombres destins. Malgré tout... En fait, ce n'est pas que nous n'aimions pas les enfants, mais nous les trouvons souvent trop envahissants dans la vie des adultes. Et c'est à ces derniers que nous en voulons, bien plus qu'aux gamins qui, tout naturellement, prennent leurs aises si les grands ne posent pas de limites.

L'amour des enfants, pour ceux qui les aiment

à distance, se manifeste parfois de manière cyclique. Ainsi peut-on adorer les nouveau-nés et être horripilé par les ados ou, au contraire, se réjouir d'acheter à un gamin un pantalon quatre fois trop grand pour lui ou d'aller au cinéma voir le plus grand navet du siècle, alors que gazouiller au-dessus d'une grenouillère bleu ciel nous irriterait au plus haut point. Quand on sait que notre amour des enfants risque d'être si fluctuant, mieux vaut s'abstenir de prendre le ticket pour toutes les étapes du jeu de la vie. C'est un pari trop grave et trop lourd de conséquences autant pour eux que pour nous.

Jusqu'à présent, nous nous sommes intéressés aux personnes qui n'ont pas d'enfants mais sur les nerfs desquelles ces adorables têtes blondes tous âges confondus ne tapent pas sauvagement. Toutefois, il faut être honnête et parler de celles et de ceux que les enfants énervent, insupportent, agacent plus que de mesure. Je ne parle pas de l'intolérance légitime quand des enfants mal élevés pourrissent la vie des autres. Je veux évoquer ici un stade plus radical d'irritation. Il se traduit, la plupart du temps, par des phénomènes associatifs. Par exemple, en Grande-Bretagne, la British Organization of Non-Parents, fondée en 1978, est la doyenne du genre. Aux États-Unis, des associations comparables existent, par exemple à New York ou dans l'État de Washington avec Childless By. Au Canada, à Vancouver, l'association No Kidding fondée en 1984 par Jerry Steinberg joue sur les mots (*No kidding* signifie à la fois « Sans blague » et « Ne pas enfanter ») et fait la distinction entre les *childfree*, libres d'enfants par choix, et les *childless*, qui n'ont pas eu ou pas pu avoir d'enfants. No Kidding compte plus de quatre-vingts antennes dans le monde. En consultant le site de l'association, on constate que des activités diverses sont proposées aux membres : des barbecues, des rencontres, des sorties culturelles, des voyages... Indépendamment des mouvements associatifs de ce type, on note en France une tendance qui va dans le même sens. Ainsi un camping haut de gamme situé dans le Sud de la France propose-t-il des séjours sans enfants aussi bien à des parents qui veulent du calme qu'à des retraités ou à d'autres types de clients que le bruit et la turbulence des petites classes rebuteraient plutôt.

Des centaines de sites sur Internet entretiennent des débats allant des propos les plus pondérés aux prises de position les plus extrêmes. On trouve même des associations comme le Mouvement volontaire pour l'extinction humaine. Je pense que le nom est suffisamment évocateur et je m'abstiendrai donc de tout commentaire.

Deux observations pour terminer : un midi, je me trouvais à Paris, gare de Lyon. Chargée de valises, j'avais décidé de prendre un taxi et je m'engageai donc dans la queue prudemment balisée de barrières en fer limitant les incivilités. Parallèlement à ce dispositif, il existe une voie réservée aux voyageurs reconnus « prioritaires », essentiellement les handicapés, les personnes âgées et celles arborant poussette et bébé. Personnellement, je n'y vois aucun inconvénient, mesurant la chance que j'ai de n'appartenir encore à aucune de ces catégories. Apparemment, d'autres envisagent la chose autrement. Ainsi, ce fameux jour, je suis sur le point de voir enfin le doigt du régulateur héler un taxi à mon intention. Or, au moment où j'aurais pu m'engager sur le trottoir pour m'approcher du véhicule, la voiture attendue avec convoitise et fatigue depuis une bonne demi-heure m'échappe. Une femme avec harnais et nouveau-né s'engouffre à l'arrière. Un peu déçue, je comprends néanmoins et me prépare à prendre le prochain taxi, sereine. Après tout, cette jeune femme a sur les épaules une charge éternelle et je n'échangerai pas ma vie contre la sienne pour tout l'or du monde. Plongée dans mes pensées, m'en voilà brutalement extraite par une voix féminine derrière moi : « Je trouve que c'est dégueulasse. Après tout, si elle fait des enfants, c'est son problème, je ne vois pas pourquoi elle passerait avant nous. » C'est madame qui parle et monsieur abonde dans son sens, ajoutant même que j'aurais pu réagir. Évidemment, avec mon livre en tête, je prends bonne note de la remarque.

Un second épisode, tout aussi révélateur de l'état d'esprit ambiant. Cette fois, je vous emmène dans le métro parisien. Bien entendu, la République française dispose d'un budget somptuaire pour le confort de ses émules, mais elle est toujours à court d'euros pour des choses utiles aux pékins moyens que nous sommes. Vous savez, ces pauvres payeurs de taxes qui ne méritent d'être écoutés (rarement entendus) qu'en période électorale ! Ainsi, toutes les stations de métro ne sont-elles pas équipées d'escaliers roulants ou, en tout cas, d'escaliers roulants... en état de fonctionnement ! Des centaines de mamans, chaque jour, se retrouvent donc, lors de leurs déplacements, au pied d'escaliers aussi fixes que décourageants, les bras encombrés par un bébé et une poussette, si compacte, légère et pliable soit cette dernière. En général, d'aimables voyageurs consentent volontiers à leur porter main-forte pour hisser la génération montante d'un quai à un autre. Cependant, il n'est pas rare de voir des regards se perdre dans l'horizon d'une indifférence tout à fait étrangère à un douloureux lumbago ! Il en est même pour susurrer : « Après tout, c'est son problème si elle se balade avec son môme en poussette. Si elle n'en faisait pas, elle n'emmerderait pas l' monde. » Pas de commentaires...

« *Elles ont des problèmes...* »

Ah bon ? Parce que les mères (et les pères) à la tête d'une tripotée de bambins n'en ont pas, eux, des problèmes ? Les gens qui se refusent à la parentalité ont effectivement des raisons, mais ils ne présentent pas un profil psychologique plus inquiétant que leurs congénères à la tête de familles nombreuses, nucléaires, recomposées, monoparentales, homoparentales. Qui peut se targuer de n'avoir jamais aucun souci, pas la moindre anicroche ? Le quotidien sur terre serait idyllique si l'on pouvait affirmer noir sur blanc sans craindre de se tromper que tous les adultes qui ont des enfants n'ont pas de problèmes. Un peu de sérieux ! Autre grossière erreur : faire un enfant parce que l'on croit sauver son couple. L'expérience prouve qu'il y a erreur de planification. Les couples qui battent de l'aile ne seront pas métamorphosés en chantres du nirvana par l'arrivée d'un petit ange vagissant. *Qui garde le chien*[1] *?*, croyez-moi, me l'a confirmé généreusement.

Certes, le non-désir d'enfant peut relever d'un blocage psychologique lié à un passé chargé, à une difficulté dans l'existence ou à une peur de l'avenir. Mais aucun obstacle de cette nature ne résistera à une bonne thérapie si le besoin viscéral de donner naissance à un enfant est là, prêt à se manifester au premier coup de pouce. Dans l'étude qu'elle a menée auprès de femmes qui ont fait le choix de ne pas être mères[2], Geneviève Serre, psychiatre, avait formulé l'hypothèse que « ne pas se sentir apte à donner la vie pouvait être lié à des mouvements dépressifs ou à une mauvaise estime de soi ». Au terme de son

---

1. Devienne, E., *Qui garde le chien ?...*, *op. cit.*
2. Serre, G., « Les femmes sans ombre ou la dette impossible, le choix de ne pas être mère », revue *L'Autre*, vol. III, Grenoble, 2002.

enquête, elle infirmait son idée, convaincue par les réponses obtenues.

Un épisode marquant de mon enfance me revient en mémoire... Une amie de la famille à qui nous rendions visite pour s'émerveiller devant son adorable poupon fraîchement débarqué me demanda, du fond de son lit : « Et toi, quand tu seras grande, tu veux beaucoup d'enfants ? » Sans penser mal me comporter, je répondis que je ne voulais pas d'enfant du tout. Je revois alors cette femme se tourner vers ma mère et susurrer : « Tu devrais la montrer à X. » Le docteur X était notre pédiatre. Nous n'étions pas à l'ère du tout psy : le pédiatre tenait lieu de docteur à tout faire tant que nous nous démenions dans notre enfance. Du vaccin à la somatisation, il veillait. Sans doute est-ce la protection de ma bonne étoile, les faits que je rapporte se produisirent bien avant que mes parents n'amorcent leur divorce. Je n'ose imaginer, sinon, l'interprétation facile dont la dame bien-pensante se serait saisie... Je n'ose pas davantage imaginer le parcours du combattant que l'on m'aurait fait subir pour me faire rentrer dans le rang et clamer haut et fort : « Quand je serai grande, je veux trois enfants dont un garçon pour commencer ! » Ma mère eut la présence d'esprit de négliger le conseil de son amie, estimant sans doute que je ne mesurais pas le sens de mes propos et qu'à l'âge adulte il serait bien temps d'aviser. Une trentaine d'années plus tard, je peux dire qu'avec ou sans enfants nous finissons presque toutes chez un thérapeute à un moment donné de notre vie. Quel que soit le prétexte de la première visite, la figure maternelle finit toujours par faire son apparition, suivie de près par M. père. Soit parce que l'on a eu une mère disons « spéciale » selon notre perception, soit parce que l'on est mère à notre tour et que cela soulève des interrogations, voire des malaises, soit enfin parce que l'on n'est pas volontairement mère. Le père, lui, du plus frais de notre souvenir, a été absent, violent, méprisant, maladroit, faible, adultère ou au contraire copain, trop copain... C'est par l'entremise de cette vie familiale que nous construisons, envers et contre tous, notre identité.

Valérie, à la mi-quarantaine, travaille dans une compagnie aérienne. Elle admet que longtemps elle n'a pas du tout aimé les enfants. Un rejet total de « ces geignards ». Et puis, thérapie aidant, elle a compris que ce qui l'insupportait chez les petits, c'était en fait le propre enfant qui veillait en elle et qui n'avait jamais été reconnu comme tel au bon moment. Depuis lors, elle entretient des relations on ne peut plus douces et harmonieuses avec, notamment, nièces et filleuls. Après un célibat de plusieurs années, elle se déclare même prête à reconstruire quelque chose. « Enfants et chien bienvenus ! Être seule n'est pas une finalité mais si j'accepte bien entendu quelqu'un avec un passé, en revanche, pas quelqu'un avec un passif », dit-elle en plaisantant. Avis aux intéressés !

Certains psychiatres pensent que les gens qui

nourrissent une forme de répulsion à l'endroit des bébés ou à l'idée d'en concevoir éprouvent à nouveau, de manière inconsciente, ce stade de leur vie qu'ils ont mal vécu. D'après eux, toutes les motivations officielles avancées volent en éclats au terme d'une thérapie bien menée. Peut-être. Pourquoi serait-on cependant obligé d'éprouver le désir d'un enfant ? Une femme me confiait être allée en thérapie dans ce but. Je restai perplexe : pourquoi vouloir se forcer ? Enfin, elle poursuivit son récit en m'exprimant toute sa déception : la thérapie n'avait rien donné. Elle ne désirait toujours pas devenir mère. Elle remettait en cause l'efficacité de la démarche quand je l'invitai, subrepticement, à s'interroger plutôt sur cette exigence qu'elle avait d'elle-même de vouloir absolument « rentrer dans le rang ».

Le non-désir se trouve parfois interprété comme un cri d'alarme de la femme (plus souvent de l'homme) qui estime n'avoir pas assez reçu d'amour et de considération pendant sa prime enfance et qui veut, en priorité, recevoir l'attention en lieu et place d'un bébé. On retrouve cela en particulier chez des hommes peu enclins à concevoir un enfant, considérant que les prédispositions maternelles de leurs compagnes pourraient tout aussi bien être dirigées en leur faveur. Le bébé représenterait un rival et cette perspective leur est intolérable. Cette conception existe, inutile de le nier. La personne en mal de maternage risque d'en vouloir ensuite à l'occupant du berceau qui aura pris, d'une certaine manière, la place tant convoitée. Le syndrome du « j'étais là avant » conduit à une exploration des vrais soucis qui se cachent derrière cette jalousie inadéquate. Si le non-désir d'enfant demeure vivace, il sera motivé, et, s'il cède la place à un souhait réel de connaître le bonheur d'être parent, il sera vécu par toute la maisonnée sans arrière-pensées destructrices. J'aime à rappeler cette phrase de Milton Erickson, dans la préface d'un livre de Paul Watzlawick[1] : « Ce n'est pas, en premier lieu, pour éclairer un passé inchangeable qu'on a recours à la psychothérapie, mais parce qu'on n'est pas satisfait du présent et qu'on désire rendre meilleur son avenir. » Cela donne une marge aux motifs qui poussent à franchir le seuil d'un cabinet !

Même s'il n'y a rien d'alarmant à ne pas vouloir d'enfants, l'environnement familial, amoureux, professionnel (vous savez : les discussions autour de la machine à café), tout vous renvoie à vos cogitations. Tant et si bien qu'il n'est pas rare de voir des personnes dont l'intention est de ne jamais avoir d'enfants faire un détour par l'officine d'un thérapeute histoire d'être confortées dans l'idée qu'elles sont en droit de se comporter ainsi. En général, ce refus de maternité ou de paternité ne fait pas l'objet de la demande explicite du patient dès le début de la thérapie ou de l'analyse. Plus vraisemblablement, le sujet finit

---

1. Watzlawick, P., Weackland, J., et Fisch, R., *Changements, paradoxes et psychothérapies*, Paris, Le Seuil, 1975.

par faire l'objet d'introspection au détour des séances. Psychologues, psychiatres, psychanalystes, coachs, thérapeutes, kinésiologues, sophrologues... Les ressources sont multiples qui nous orientent vers le tréfonds de notre tréfonds ! Mené avec application et sérieux, ce travail sur soi conduit, c'est inévitable, sur des chemins inattendus de la connaissance de soi. Autant dire que les séances déclinent sur tous les tons les variantes du mot « problème ». En général, le consultant arrive porté par une motivation précise et, au bout du compte, il atterrit sur des réalités tout à fait insoupçonnées au décollage !

« *Elles sont immatures* »

Bien au contraire ! Réfléchir avant de faire un enfant me semble témoigner d'une grande preuve de maturité. Avoir le goût de s'investir corps et âme auprès d'un enfant né d'un bel et grand amour, c'est une chose ; en avoir la capacité à long terme et quoi qu'il advienne est une autre affaire. Bien sûr, comme beaucoup d'autres de mes congénères, j'aurais aimé céder au chant des sirènes et croire à la version chimérique d'un accomplissement de mère épanouie, sans heurts, mais soyons sincère. C'est impossible. J'aurais été très curieuse de savoir quelles sensations provoque une grossesse. J'aurais souhaité connaître l'expérience d'un accouchement. Certes, les copines me disent que ça n'a rien de vraiment exaltant, mais quand même. J'aurais voulu voir à quoi aurait pu ressembler un petit être conçu cinquante/cinquante avec l'homme que j'aime. Mais une fois les phases layette et lait deuxième âge passées, on fait quoi ? On procède comment ? Est-ce immature de se demander si nous serons capables de faire face aux obligations morales et pécuniaires qu'impose l'éducation d'un enfant ? Or, c'est bien de cela qu'il s'agit. Même s'il faut garder à l'esprit avec émotion et compassion la souffrance des femmes ou des hommes qui, malgré des tentatives courageuses, demeurent infertiles, l'aspect « technique » reste secondaire. Avoir un enfant, c'est s'engager à lui donner les moyens de devenir un être humain autonome et digne de ce nom avec toutes les variables inhérentes aux valeurs de chacun. Et c'est là que les ennuis commencent ! Qui n'a pas croisé dans la rue le regard d'une mère triste ou désemparée en se demandant si, finalement, elle ne préférerait pas connaître un autre destin ? Quand on est déjà peu enclin à croire en les vertus de la vie de parent, ces situations marquent et dissuadent toujours davantage.

Est-ce donc de l'immaturité avérée que de mesurer son élan et de l'admettre avant qu'il ne soit trop tard ? Tant mieux si certains couples voient là, au contraire, un merveilleux défi duquel ils vont retirer un bonheur indicible. Mais est-ce afficher un retard intellectuel ou affectif que de voir les choses sous un autre angle ? Quand, des dizaines de fois, vous devez justifier votre choix face à des gens qui, eux, se sentent dans la norme parce qu'ils ont eu des enfants, croyez-moi, il faut au contraire une argumentation solide et une maturité à toute épreuve. N'avez-vous pas remarqué le phénomène suivant : sauf s'il est bien élevé, l'interlocuteur qui apprend que vous n'avez pas d'enfant quand le sujet tourne autour de la famille vous invite, ne serait-ce que d'un regard, à justifier votre situation. Il se demande bien pourquoi, puisque vous avez l'air normal et qu'aucune rumeur ne circule à votre endroit autour d'un problème médical, vous n'en avez pas, comme tout le monde. L'inverse n'est pas vrai. Dans une conversation classique, on ne demande pas à des parents pourquoi ils ont des enfants. Après tout, ce ne serait pas plus idiot ! Forte de cette observation, je me suis « amusée » à faire l'expérience. Un conseil, sauf si vous avez le goût du risque, abstenez-vous. Mon outrecuidance a été mal reçue. Le plus souvent, j'ai eu droit à des : « Comment ça, pourquoi j'ai des enfants ? Eh bien... parce que ! » Ah bon ! Et si vous osez pousser encore plus avant la provocation en poursuivant : « Mais parce que... je sais pas, moi, parce que. » La réponse se conclut en général par un agacement, un changement brutal de conversation ou des talons qui se tournent et un interlocuteur qui s'esquive sans autre forme de procès. Il est plus judicieux de suggérer que notre choix n'est « peut-être pas définitif ». Cette pondération présente l'avantage de rassurer les gens et d'éviter à la maîtresse de maison d'orchestrer les silences entre deux coups de fourchette.

Savoir dire « non » sans vindicte, mais sereinement, après mûre réflexion, est une preuve de maturité, tant pour le sujet qui nous occupe ici que pour tout dans la vie. Ayant planché sur le sujet[1], je continue de penser que « préférer se soumettre plutôt que motiver sa décision personnelle, ou sa prise de position, indique une faible estime de soi ». Aucune raison ne justifie de se sentir coupable dès lors que l'on sait pourquoi l'on n'a pas eu d'enfant et que ces raisons perdurent. Si l'on vacille en se mettant à regarder avec envie les femmes enceintes dans la rue ou en se délectant en cachette de magazines spécialisés autour de la périnatalité, c'est le moment de revoir sa position. Il faut rappeler, en effet, que pour les femmes, et sauf aberration d'apprenti sorcier, arrive un moment où les chances de procréation diminuent considérablement.

Est-ce immature, encore une fois, que de chercher le sens à donner à sa vie et d'en conclure que le besoin d'enfant ne figure pas dans les rubriques indispensables ? Ou, autre hypothèse, que, parce que l'on ne sait déjà pas quoi faire de ses dix doigts et de ses dix à trente milliards de neurones, on ne trouve pas convenable de se lancer dans une naissance qui nous renverra cette vérité à chaque occasion et au centuple ? Inversement, on peut tout à fait savoir quasiment au

---

1. Devienne, E., *La Confiance en soi,* Paris, Aubanel, 2005.

détail près ce que l'on veut faire de sa vie et être ainsi convaincu qu'un enfant n'y aurait pas sa place. Mieux vaut y être sensible avant d'engager la vie d'autrui.

La maturité de l'adulte doit lui permettre de subodorer quels types de soucis ou de situations compliquées il est plus à même de régler que d'autres. Grandir, c'est se connaître assez pour deviner comment nous réagirions devant la tuile inattendue sans trop craindre de se tromper. Aucune vie n'est sans histoires, aucun couple non plus. La finesse, en l'occurrence, consiste à cibler au mieux les sources d'ennuis qui ne dépendent que de nous exclusivement. Les enfants en sont une. Ce n'est pas dans l'air du temps de l'exprimer si abruptement, mais c'est une évidence. Pour des milliers d'amoureux, rien ne saurait freiner leur envie de créer une famille. Libre à eux, naturellement ! Pour d'autres, la perspective d'avoir à prendre en charge des vies innocentes au nom d'une folle passion est inconcevable.

« Elles refusent les responsabilités d'adulte »

Tiens donc... Parce que les responsabilités d'adulte se limitent à celles de parent en général, et de mère en particulier ? Dans cette société à l'individualisme subjectif et performant, nous sommes d'abord et avant tout responsables de notre qualité de vie, tant sur le plan de l'esprit que du corps. Celle-ci, après réflexion et analyse, n'implique pas pour tout le monde un épanouissement à travers l'expérience de la maternité ou de la paternité. Je soutiens pour ma part être responsable de MA vie. J'assume à cent pour cent, mais je ne me sens pas responsable de LA vie, comme ça, globalement, de manière désincarnée, comme un grand souffle, un grand mouvement universels.

Les parents sont-ils tous aussi « responsables » que l'on veut bien le prétendre ? Les psys s'accordent pour constater les dégâts quand une femme devient mère malgré elle, cédant à la pression environnante sans y être préparée. La psychanalyste Claude Halmos ne cesse de le rappeler : « Aucun enfant ne peut être heureux avec ses parents s'il ne les sent pas heureux avec lui, s'il ne sent pas que sa présence leur est précieuse[1]. » Peut-on se montrer plus claire ?

Les gens qui ne sont pas des parents exercent des responsabilités comme toute autre personne digne de ce nom. Ils ont juste écarté celles qui relèvent du domaine de la parentalité. J'écris bien « parentalité » dans le sens de devenir parent, ce qui laisse une large place à toutes les personnes qui n'ont pas d'enfants mais s'occupent d'eux à titre personnel ou professionnel. Dans le quotidien économique français *Les Échos*[2], Alain Touraine commente son dernier livre, *Un nouveau paradigme*[3]. Il décèle notam-

---

1. Halmos, C., *Pourquoi l'amour ne suffit pas*, Paris, NiL, 2006.
2. Dubois, J., « En finir avec la pensée sociale », Paris, *Les Échos*, 27 janvier 2005.
3. Touraine, A., *Un nouveau paradigme*, Paris, Fayard, 2005.

ment au sein de notre société contemporaine une demande fondamentale : celle d'« être des êtres humains qui veulent avoir la capacité de se créer eux-mêmes et de vivre comme des êtres libres et responsables ». C'en est fini des anciens paradigmes tournés vers la conquête du monde. Maintenant c'est en quelque sorte à la conquête de nous-mêmes que nous nous attelons. Pour ce grand nom de la sociologie française, ce « nouveau paradigme » est culturel, après deux siècles de triomphe de l'économie sur le politique. C'est lui qui nous permet de nommer les acteurs et les nouveaux conflits, les représentations du moi et des collectivités qui composent le nouveau paysage social organisé autour des questions relatives aux minorités, aux sexualités et aux relations. La mondialisation ayant chamboulé tous les anciens modèles de société, Alain Touraine pense que nous entrons dans une société de femmes. À cet égard, il trouve que ces dernières offrent le prototype d'un mouvement qui, dépassant la revendication sociale d'égalité avec les hommes, vise à l'affirmation de soi : « Un enfant parce que je le veux, quand je le veux. » Intéressante perspective que, dans un essai[1], Hélène Vecchiali observe également. Le « fémininement correct » est, selon elle, en passe de supplanter le « politiquement correct ». Elle écrit : « Ce diktat du féminin est à présent implicitement entré dans

---

1. Vecchiali, H., *Ainsi soient-ils : sans de vrais hommes, point de vraies femmes...*, Paris, Calmann-Lévy, 2005.

les mœurs[1]. » Tandis qu'Alain Touraine prédit ce paradigme culturel empreint de féminité, Hélène Vecchiali voit davantage se profiler une ère nouvelle qui consisterait à « inventer une société qui tiendrait compte des différences hommes/femmes, avec une telle impartialité et un tel souci de complémentarité que les femmes n'auraient plus la tentation de féminiser les hommes pour y être intégrées ». Pour sa part, l'anthropologue Serge Bouchard convient volontiers du fait qu'il faut « assumer sa condition. L'assumer et vouloir se transcender dans sa condition. [...] Une femme ne peut pas être autre chose qu'une femme. Un homme ne peut pas renier sa masculinité[2] ». À bon entendeur...

Justement parce qu'elles veulent prendre une décision en adultes responsables et ne pas agir sur un coup de charme, nombre de personnes hésitent, parfois plusieurs années. Ainsi, Gabrielle, secrétaire de direction, vingt-huit ans, explique : « Si j'hésite tant, c'est parce que je suis paralysée par la peur. » Elle développe : « Peur de ne plus avoir de temps pour moi et mon couple ; peur que certains amis ne nous voient plus parce qu'un enfant prend de la place ; peur de ne plus avoir de spontanéité dans ma vie. Fini le temps où l'on décide d'aller au cinéma vingt minutes avant la séance ! Peur aussi de l'énormité de la tâche

---

1. *Ibid.*
2. Bouchard, S., « Une société matriarcale est-elle plus juste ? », dans Proulx, M., *La Planète des hommes,* Radio-Canada/Bayard Canada, 2005.

consistant à concilier travail-famille ; peur de ne plus avoir les moyens financiers de réaliser nos projets ou de se faire des plaisirs matériels ; peur de la permanence de la chose. Comme dit ma mère : *c'est pour toujours !* »

« Elles ont peur de déformer leur corps »

Cette fois, l'argument touche exclusivement les femmes, on s'en doute bien... Encore que les hommes souffrent parfois de « couvade », comme disent les ethnologues. Cette « grossesse du papa » toucherait jusqu'à 20 % de ces messieurs... À ce bémol s'en ajoute un second : il serait erroné de croire que les hommes ne sont taraudés que par l'idée d'être pères. Ils le sont aussi par l'idée de nous voir devenir mères, eu égard tant à notre modification de statut qu'aux transformations de notre corps qui en effraient plus d'un quand ils ont le courage de l'avouer. C'est aussi une remise en question potentielle de leur place dans le foyer et ça n'est pas du goût de tous, nous l'avons déjà évoqué.

Cela posé, pensez-vous sincèrement qu'une femme qui souhaite plus que tout devenir mère se soucie à ce point de son corps ? De toute façon, il suffit de balayer du regard les gondoles des grandes surfaces, des pharmacies, des parfumeries et autres boutiques « bien-être » pour constater la profusion de produits plus innovants les uns que les autres dans le but d'aider les femmes à « réussir leur grossesse », comme disent les publicitaires ou les médias. Néanmoins, des femmes avouent que le récit de leur naissance par leur mère n'est pas toujours ragoûtant ! Parfois, c'est même notre meilleure amie qui, sans s'en rendre compte, toute à sa joie d'être maman, nous raconte avec force détails l'épisiotomie, les varices, les seins qui se couvrent de crevasses, la dépression post-partum... Quand les unes se réjouissent de sentir la vie se créer en elles et par elles, les autres restent circonspectes. Si vraiment l'envie d'entrer de plain-pied dans le royaume du chauffe-biberon les motivait au plus profond de leurs tripes, aucun témoignage de cette nature n'infléchirait leur décision. Aucune image de béluga en puissance ne les arrêterait tout net. Après tout, il y a des produits géniaux et tout un arsenal de techniques et de solutions pour vivre un état de grâce neuf mois durant. Jeanne. la quarantaine, est coach. Elle se souvient très bien de sa mère lui disant qu'elle avait été un « miracle ». Ce n'est pas si traumatisant. Et pourtant elle n'a jamais eu envie d'avoir un enfant. Jamais ce côté « plus fort que tout » ne l'a tentée. Tout au plus s'est-elle posé des questions vers la trentaine. « Mais c'était plus en fonction de la société. J'avais un copain, lui n'était pas dans ce registre, ni d'ailleurs aucun autre des hommes de ma vie. »

En outre, une fois l'heure H arrivée, le monde médical est suffisamment avancé dans ses pratiques pour limiter de durables traumatismes au corps (vive la péridurale !). Une mienne amie dont l'accouchement fut difficile me disait, dès le surlendemain : « J'aurais préféré qu'ils me découpent en rondelles s'il l'avait fallu, mais X devait absolument venir au monde. » Une autre encore confessait qu'elle adore être enceinte et qu'elle recommencerait bien si ce n'est qu'il n'y a plus de place dans la grande voiture familiale pour un autre siège bébé ! Quelle charmante manière de se montrer raisonnable...

Alors, comment cela se passe-t-il quand on envisage sa vie autrement...

2
Envisager sa vie autrement

Celles et ceux qui n'ont pas voulu s'engager dans la voie de la parentalité ne vivent pas pour autant dans un état de béatitude permanent ! En revanche, ils savent les impossibles renoncements qui porteraient trop atteinte à leur qualité de vie.
« Pour de multiples raisons, certaines personnes choisissent de ne pas avoir d'enfants et ne vivent pas plus mal que les autres pour autant », affirme Sylvie Angel, pédopsychiatre. Entre les charges et les engagements, elles iront trouver leur bonheur ailleurs. Pour ma part, une vie heureuse se résume à trouver l'équilibre entre les obligations incontournables auxquelles je ne peux me soustraire et les activités facultatives mais plaisantes auxquelles j'ai envie de consacrer de l'énergie. C'est affligeant de banalité formulé ainsi, mais ce n'est pas si évident à mettre en pratique scrupuleusement ! En conséquence, si un enfant relève du registre de l'assujettissement, mieux vaut trouver sa voie ailleurs que dans un rôle parental. Et sincèrement, même quand je

tiens dans les bras un adorable nouveau-né, je ne remets pas en question mon choix. Sans doute, comme des centaines d'autres, je m'inscris dans ce groupe dont Geneviève Serre[1] qualifie ainsi le comportement : « Un élément marquant est qu'il n'y a jamais eu de regret face à ce choix. Celui-ci a été fait très tôt, à l'adolescence, et même s'il a été interrogé au cours de leur vie, il donne le sentiment d'une décision très forte sans ambivalence, sans souffrance. »

Un enfant, pour quoi faire ?

Nous avons vu dans le précédent chapitre qu'il n'était pas toujours concluant de demander à des gens qui ont des enfants « pourquoi » (écrit en un seul mot) ils en ont. Maintenant, jouons de l'orthographe pour se demander, avec les gens qui ne veulent pas devenir des parents, « pour faire quoi, des enfants ». D'une manière qui pourrait paraître abrupte, ils se demandent à quoi leur servirait de faire des enfants. Financer nos retraites ? Mieux vaut ne pas y compter ! S'occuper de nos vieux os ? Mieux vaut oublier, non qu'ils ne voudraient pas, mais parce qu'ils ne le pourraient pas à cause de leur propre vie... Rester jeune ? C'est plus épuisant qu'autre chose d'élever des enfants et, avec les soucis matériels et psychologiques inhérents à leur croissance, on

---

1. Serre, G., « Les femmes sans ombre... », art. cité.

perd vite son insouciance de jeunesse... Pour la joie de vivre ? Certainement, mais toute médaille a son revers et, selon notre état d'esprit, on peut être plus enclin à s'attarder d'abord aux revers avant de penser aux joies d'être parents. Pour vivre une nouvelle aventure ? Ah, ça, oui ! Encore faut-il avoir le goût de ce type de risque. Pour montrer à l'autre à quel point on l'aime ? Il y a bien d'autres façons de procéder et quand on voit les enfants au cœur des dossiers de divorce, on se demande si l'amour porte toujours bien son nom. Bruno, ingénieur, fin de la quarantaine, explique : « Quand j'ai connu ma seconde femme, je lui ai proposé de faire un enfant. Il me semblait que c'était la plus merveilleuse manière de lui prouver combien je l'aimais. C'était fort, c'était une évidence. Mais elle n'a jamais voulu d'enfants. Je le savais ; j'ai cru qu'elle changerait d'avis. Au début j'ai eu du mal à admettre le caractère définitif de cette idée et finalement, c'est elle qui m'a montré un autre chemin. Je sais maintenant que l'on peut aimer une femme infiniment sans qu'un enfant naisse de cet amour. »

La pression de la famille, des amis et, plus largement, de la société dans son ensemble ne risque-t-elle pas de faire passer du désir d'enfant au devoir d'enfant afin de cadrer avec les impératifs ancestraux ? Révélateur, ce témoignage de Séverine : « Je lui réclamais un enfant parce que je savais qu'il refuserait. Au fond, je n'en voulais pas moi-même, mais je subissais les diktats de la société, les pressions de ma mère et de mes amies. Plutôt que d'être à l'écoute de mon vrai désir, je m'abritais derrière son refus à lui[1]. » Aime-t-on un enfant par devoir ? Par besoin ? Ou désire-t-on fondamentalement vivre ce qui relèverait d'une sorte de programmation à la fois génétique et sociologique ?

« Non-désir », « non-mères », « non-pères », ces formulations ne plaisent pas aux intéressés qui associent à ces expressions une impression négative, alors que leur choix est vécu positivement. Il ne s'agit pas de « ne pas être... », mais d'être autrement. « Entre les mères qui en font trop et celles qui n'en font pas assez, moi j'ai choisi de ne rien faire du tout ! » Voilà qui résume assez bien ce que disent celles résolues à ne pas en découdre avec la maternité.

Tout comme les femmes sans enfants bien dans leur tête et bien dans leur peau, les hommes volontairement dans le même cas ne ressemblent en rien à de vieux garçons sans femme et sans enfants avec, pour tout trésor, les pantoufles tricotées par maman. Ils pensent qu'un bébé les empêcherait d'être libres. Il faudrait lui consacrer du temps, s'y intéresser. Sans parler des questions financières qui en effarent plus d'un ! « J'ai des copains qui trouvent ça très bien. Tant mieux pour eux. Mais moi, entre les crises de la petite enfance et celles de l'adolescence, je laisse tomber ! » dit Thierry, au milieu de la trentaine, qui

1. Marchi, C., « Il ne veut pas d'enfant, faut-il insister ? », *Psychologies*, n° 184, mars 2000.

travaille dans le monde du spectacle. Finies les fins de semaine improvisées. Un enfant, c'est l'obligation de se lever la nuit pour être considéré comme un bon père, la caravane de voitures devant l'école le matin, le stress de ne pas être au même niveau qu'une conjointe dont l'organisation est sans faille, un calme olympien qu'il faut savoir conserver quand elle vous reproche la manière de le changer, sachant fort bien qu'elle lui reprocherait avec le même aplomb de ne pas le faire ! Tout cela effraie bon nombre de pères potentiels qui n'entendent rien au discours de leurs copains voyant dans toutes ces activités une source féconde de petits bonheurs et de grandes joies. Quant aux concessions, il paraît qu'elles ne seraient qu'un épiphénomène... Ça dépend pour qui. Leur mode de fonctionnement s'accorderait très mal d'une relation parents-enfants. Ils le savent et ne s'en portent pas plus mal.

Les parents, en général, voient dans les soins quotidiens prodigués à leurs enfants une source de bien-être et de plaisir. Dans un ravissement quasi permanent, ils aiment à veiller aux besoins psychologiques, affectifs, sanitaires, intellectuels de leur nichée... C'est exactement ce qui rebute les gens sans enfants. Cela ne les intéresse tout simplement pas. Ils ont envie d'autre chose, d'une autre liberté, d'autres formes d'investissement émotionnel. La gratitude des enfants, tout ce qu'ils donnent en retour, ils y sont sensibles, mais ils peuvent s'en passer sans problème. Bien entendu, les mots doux et les dessins colorés à plaquer en souvenir sur la porte du réfrigérateur nous touchent. Mais quel bonheur de savoir que les chers anges regagnent leurs pénates. C'est la quotidienneté qui pose problème dans l'esprit des gens sans enfants. Elle deviendrait vite trop étouffante. Tout le monde n'est pas « câblé » pour prendre sur soi afin d'être prêt à écouter et à répondre correctement aux histoires de Fabrice qui fait la gueule à Fred car il veut sortir avec Julie, son ex, qui, elle, en pince plutôt pour Julien. Non seulement il faut suivre, mais il faut en avoir envie ! Il y a aussi ce film que Mégane veut aller voir, une histoire sans intérêt pour nous, captivante pour elle et mettant à l'affiche d'obscurs artistes à nos yeux, des comédiens reconnus selon ses magazines à elle. Cette fébrilité incessante ne doit pas faire oublier qu'à l'école la maîtresse va trop vite, que Basile est méchant parce qu'il a pas voulu prêter son crayon... De temps en temps, c'est charmant. Mais tous les soirs, ça peut devenir lassant si l'on n'a pas ça dans la peau. En plus, une fois les chroniques scolaires réglées, il faut se tenir prêt à aborder tous les sujets que l'actualité laisse déferler sous leurs yeux au fur et à mesure qu'ils grandissent. Trouver à chaque phrase le mot rassurant, l'information percutante, l'explication fondée, c'est toute une énergie qui fait parfois défaut. Sans vouloir se gargariser exclusivement des fluctuations du CAC 40 ou se complaire dans les débats de politique internationale, certes, des hommes et des femmes avouent que les histoires des petits ou des ados, ils ne parviennent pas à s'y intéresser pour de bon. Ils ont l'impression de perdre leur temps. Ils n'ont pas davantage une âme de pédagogue. Comme tous les spécialistes de l'enfance et de l'adolescence répètent inlassablement qu'un des grands besoins dans ces âges-là, c'est justement d'être écouté... Mieux vaut tendre l'oreille à temps partiel sans culpabiliser puisque nous n'avons aucune obligation de cet ordre.

Les gens sciemment sans enfants se reconnaissent le droit de revendiquer ce qui est bon pour eux et s'en donnent les moyens. Lucides, ils admettent sans leurre que la vie est imparfaite. Ils savent donc que l'on ne peut pas être heureux sans anicroche par-ci, par-là. Aussi limitent-ils les sources de contrariété et les occasions de se prendre les pieds dans les fleurs du bonheur. Pour ce faire, ils trouvent plus sage de s'éloigner de désirs préfabriqués, pour aussi respectables qu'ils soient, et s'en portent plutôt bien. Ils ne sont ni dans l'attente de ce qui pourrait être, ni dans le regret de ce qui aurait pu être. Ils vivent animés d'une conscience aiguë de ce dont ils se sentent capables ou non, de ce qui peut contribuer à leur bien-être ou non. Ils n'ont pas l'impression qu'un enfant manque à leur bonne fortune et, comme ce constat perdure, ils sont confortés dans leur organisation et ne prévoient pas de faire acte de contrition. La plupart ne doutent pas que s'ils avaient dû avoir des enfants ils les auraient aimés et bien aimés. En contrepartie, c'est leur propre vie qui ne leur aurait plus convenu et, là, ils auraient été assis sur une bombe à retardement.

En adultes responsables, les parents potentiels sont tout à fait fondés à se demander si cette projection dans l'avenir sera bonne pour eux ou non. Si cette idée, cet objectif, ce projet, éveille des images stimulantes, encourageantes et agréables. Dans l'éventualité d'une réponse négative, à quoi bon poursuivre ? Oser s'appuyer sur le droit d'être différent revient à accepter le plaisir de changer afin d'être cohérent avec soi-même d'abord, avec son entourage ensuite. Et croyez-moi, ce n'est pas un caprice de quarantenaire bien dans sa peau, c'est la condition *sine qua non* de notre liberté, de notre bonheur et l'origine de progrès personnels. Si l'on peut se permettre de ne pas avoir d'enfant, « il n'est pas permis de le déclarer et surtout de considérer ce non-désir, ou ce désir négatif, comme aussi légitime que le désir positif[1] », relève Christine Delphy, directrice de recherche au Centre national de la recherche scientifique (CNRS). Celles et ceux qui n'accordent pas de place à un ou à des enfants à plein temps dans leur vie subissent dans la plupart des cas des pressions sociales et familiales remettant en question le bien-fondé de leur choix et son caractère définitif.

---

1. Delphy, C., « La maternité occidentale contemporaine : le cadre du désir d'enfant », dans Descarries, F., et Corbeil, C., *Espaces et temps de la maternité*, Montréal, Le Remue-Ménage, 2002.

Se sentir femme

La maternité fait passer du statut de fille à celui de mère. *Quid* de l'étape « femme » ? Le rôle conféré aux femmes à travers les âges est révélateur des avancées de la société dans son ensemble. La question du lien reste au cœur de notre vie et se décline sous bien des aspects. Toutefois, elle a toujours pour fondement la préoccupation suivante : « Qui ai-je envie d'être ? » La question du désir d'enfant s'inscrit aussi dans ce questionnement à la rencontre de l'émotion et de l'inconscient dans la quête, bien consciente celle-là, d'un équilibre. Or, le temps a fait son œuvre.

Dans les années 1960, en France en tout cas, la femme travaillait jusqu'à se trouver un mari puis cessait son activité afin de se poser en mère de famille accomplie. Une dizaine d'années plus tard, on voyait apparaître une autre manière de planifier : elles travaillaient, se mariaient, faisaient des enfants, quittaient le marché de l'emploi et n'y retournaient qu'une fois les enfants à l'école. Encore une dizaine d'années plus tard, elles s'évertuaient à mener en parallèle maternage et professionnalisme. Ce qui fait distinguer à Thierry Blöss et Alain Frickey[1] : l'« inactive totale » (en diminution constante),

---

1. Blöss, T. et Frickey, A., *La Femme dans la société française*, Paris, PUF, 1994 (rééd. 2001).

« l'active discontinue » et, en progression constante, « l'active continue ». De nos jours, une quatrième évolution ose s'affirmer : exclure carrément de structurer sa vie autour de l'agrandissement du cercle familial.

Le pouvoir des femmes ne repose plus seulement sur leur talent (certains diraient leur vocation) de reproductrices. Grâce à la pilule, les femmes peuvent envisager leur vie avec une plus grande liberté. Cela influe également sur celle des hommes et des enfants qu'elles choisiront ou ne choisiront pas de concevoir. Autant dire que le bouleversement est considérable ! C'est également un choc dans les mentalités. L'enfant était l'accident qui arrivait trop tôt, l'erreur Ogino, etc. Aujourd'hui, l'« heureux événement » doit mériter son qualificatif. Il est le fruit d'une volonté et d'un désir.

Les mouvements féministes ont permis de revisiter les relations entre les deux sexes, de faire naître une individualité des femmes, de renouveler le sens de la féminité et d'exprimer ses désirs – c'est prodigieux. Rappelons qu'en France l'idée de l'égalité entre hommes et femmes n'a été inscrite dans la Constitution qu'en 1946 ! Je vous invite à bien relever le mot « idée » de l'égalité car dans les faits, et malgré d'officiels dispositifs contre la discrimination, le maintien de certaines inégalités reste flagrant, ouvertement ou de manière plus insidieuse. « Maîtresse de sa fécondité, assurée de son autonomie matérielle, juridiquement égale de l'homme, la femme "nouvelle" bouleverse les anciens équilibres du couple », écrit Louis Roussel[1].

Le désir d'enfant ne se confond pas avec le désir d'une grossesse. Pourtant, elles sont des millions de femmes à éprouver le besoin d'être rassurées quant à leur fertilité. Elles se sentiraient diminuées dans le cas contraire. En 2003, l'hebdomadaire *Elle* avait lancé un grand sondage auprès des lectrices de ses trente-cinq éditions. Vingt mille réponses sont parvenues à la rédaction. Les réactions montrent que revendiquer sa différence n'est pas si évident : 34 % des lectrices françaises qui ont répondu affirment qu'« être femme signifie avant tout être mère ». En contrepoint, ce pourcentage indique que, pour 66 % des réponses, la rencontre du maternel et du féminin n'est pas obligatoire. Pourquoi estime-t-on qu'une femme n'est jamais tout à fait une femme si elle n'a pas eu d'enfant, tandis que l'on ne dira jamais d'un homme qu'il n'est pas tout à fait un homme s'il n'est jamais devenu père ?

Avoir besoin d'être rassurée sur son statut de procréatrice se traduit parfois par des actes inconscients chargés de sens. C'est l'acte manqué, l'erreur de parcours. On tombe enceinte, et se pose alors la question de savoir si l'on porte l'estocade ou non. Va-t-on ou ne va-t-on pas garder ce bébé ? Même quand elle se déroule dans les meilleures conditions et de notre propre gré, l'interruption de grossesse est une expérience suffi-

---

1. Roussel, L., *L'Enfance oubliée*, Paris, Odile Jacob, 2001.

samment traumatisante pour ne pas y souscrire si l'on n'est pas véritablement sûre de sa décision. Des femmes décidées à ne jamais enfanter se souviennent toutes d'avoir vécu les jours précédant l'intervention comme l'étape ultime de leur non-désir d'actionner la fibre maternelle.

Parlons bien de « fibre maternelle » car, avec Élisabeth Badinter, nous sommes d'accord pour admettre que l'amour maternel n'a rien d'instinctif et relève davantage d'un conditionnement historique et culturel. Le désir de maternité (ou de paternité) n'est pas inné. Pourtant, nombre de femmes pensent qu'il en va de leur destin et que s'écarter définitivement des affres d'une ou de plusieurs grossesses reviendrait à dénier leur féminité et leur raison d'être. Elles sont convaincues que ce refus reviendrait à ne pas respecter l'écologie de leur propre corps d'une part, l'écologie systémique du monde d'autre part. Les mamans épanouies ne manquent pas de dire tout le bien qu'elles ont ressenti de cette expérience, les qualités, les forces qu'elles se sont découvertes au bénéfice de leurs maternités multiples et variées. À l'inverse, d'autres de leurs congénères ne se sentent pas moins femmes parce qu'elles n'ont volontairement pas eu d'enfants. Bien sûr, l'aspect délibéré de la décision change tout.

« La fonction maternelle n'a plus rien de *naturel*. Elle est définie par des normes selon les besoins d'une société donnée à une époque donnée. Ce choix demeure pour chaque femme une affaire personnelle inscrite au plus intime de sa vie privée. Les dimensions sociale et individuelle s'articulent plus ou moins bien selon les milieux et les périodes. Elles s'articulent actuellement plutôt mal », constatait la grande spécialiste de l'histoire des femmes et de la maternité, Yvonne Knibiehler, lors d'une de ses conférences, en janvier 2003. Ce n'est pas parce que nos copines ont des bébés radieux comme dans les films publicitaires que l'on doit s'y mettre aussi. Ce n'est pas davantage pour céder à la mode qu'il faut afficher une maternité *fashion* et rayonnante. Écoutons plutôt notre intime conviction. Elle seule ne nous leurre pas.

Le désir d'enfant est à dissocier du désir de réussite. Or, quand ce n'était pas leur priorité au départ et que, soudain, elles se voient mères d'abord et avant tout, des femmes découvrent parfois en thérapie que derrière cette exigence se cache un besoin de prouver qu'elles sont capables, elles aussi. Ce n'est pas le bébé qui est en cause, mais leur capacité à tomber enceintes, donc à obtenir ce qu'elles veulent, donc à inscrire un succès qui s'ajoute à leur panégyrique. Telle est, du moins, l'expérience notamment de la psychanalyste Muriel Flis-Trève qui travaille à la maternité de l'hôpital Antoine-Béclère à Clamart. Celles – et ceux – qui ont fait le choix de ne pas avoir d'enfant n'ont pas besoin d'être rassurées sur leur capacité à s'inscrire dans un destin biologique inscrit dans nos gènes de toute éternité, ni de se prouver et de prouver aux autres qu'elles sont capables de tout mener de front. Et, d'ailleurs, combien de temps tiendront-elles ? « La femme contemporaine voudrait bien avoir la même liberté de penser à son statut professionnel et social que l'homme. Mais elle est encore dominée par une culture de dépendance dont on ne va pas se débarrasser en quelques années », expliquait Valérie Toranian, directrice de la rédaction d'*Elle*, à l'occasion de la sortie de son livre, *Pour en finir avec la femme*[1].

S'élever contre l'obligation d'être mère parce que l'on naît femme n'est pas une mince affaire ! En théorie, nul n'étant contre la vertu, tout le monde est prêt à signer n'importe quel document qui défendrait le respect de la différence. Mais dans les faits... Dans les non-dits... Affirmer ne pas vouloir d'enfant, c'est se placer hors norme d'emblée. « J'en ai contre l'idée de ramener la brebis égarée du droit chemin ! » affirmerait volontiers certaines. Autant il est généreusement admis de s'interroger sur la place des femmes dans la famille, autant il reste audacieux de vouloir s'interroger sur la fonction reproductrice que certaines s'opposent à satisfaire.

Sans enfants, mais pas sans raison d'être

Comme l'écrivait Pascale Donati, sociologue : « Quand on est sans enfants alors qu'on aurait pu en avoir, il vaut mieux être un homme plutôt

---

1. Torianan, V., *Pour en finir avec la femme*, Paris, Grasset, 2004.

qu'une femme, vivre seule plutôt qu'en couple et ne pas trop montrer que l'on est une femme épanouie. Dans cette gradation, être une femme mariée qui a fait le choix de ne pas être mère est le plus suspect[1]. » Pourtant, il ne s'agit pas d'être des antimères, mais de ne pas être mère du tout ! « Femme épanouie » n'est pas une tournure de style non plus pour désigner une femme facile. Petite précision sémantique qui n'est pas dénuée de pertinence. Les archaïsmes les plus farouches nous laissent entendre qu'en étant mère la femme se nettoie de ce corps impur qui ne serait que sexe sans cette mission céleste. Celles et ceux qui souriraient seraient surpris de constater combien, dans les profondeurs des inconscients collectifs, ce type de croyance a la vie dure. En langage courant, c'est le raccourci entre la mère et la putain. Entre les deux, point de salut... De manière plus châtiée, Hélène Vecchiali écrit : « Il fut un temps où les femmes étaient dévolues à la seule fonction maternante. Le féminin existait à peine et la maternité était glorifiée. Entre "femme" et "mère", les hommes, soutenus par une société un brin (!) machiste, avaient décidé pour nous... et mères nous fûmes. Ce temps est officiellement révolu. Pourtant, les hommes ne sont pas toujours très clairs sur cette différence[2]. » Les gens sans enfants n'ont pas pour autant une

---

1. Donati, P., « La non-procréation : un écart à la norme », *Informations sociales* n° 107, 2003.
2. Vecchiali, H., *Ainsi soient-ils..., op. cit.*

vie débridée. De toute façon, cela serait mieux accepté pour les hommes que pour les femmes. Donc, soyons plus explicite : les femmes qui ne prévoient pas de passer au statut de mère bienfaitrice ne s'accordent pas pour autant toutes les licences sexuelles possibles et imaginables. « Maman, ce n'est pas parce que je ne veux pas d'enfant que je suis une gourgandine ! » L'auteure de cette mise au point indispensable n'est autre que votre humble serviteur ! Nous sommes nombreuses à nous être un jour justifiées auprès de nos proches. Halte-là ! Entre la mère sacralisée et la fille légère, il y a toute une gamme d'images et de comportements à respecter. À l'autre bout des préjugés, l'inverse : l'image de la vieille fille acariâtre parce que sans enfants. Que les spécialistes en stéréotypes se décident : les femmes sans enfants sont-elles des femmes faciles ou des catherinettes revêches ?

En ces temps de revendication du bonheur, chacun trouve les données grâce auxquelles il aura le plus de chances d'y accéder. « Dans cette société, tout est consommation et performance. Et, en même temps, cette société se veut une société de plaisir, on veut profiter de la vie. Quand on grandit avec ces valeurs et ces exigences, c'est difficile d'accepter d'y renoncer », confie Gabrielle, secrétaire de direction. Reste à savoir de quel bonheur il s'agit pour aujourd'hui et pour demain. Pascal Bruckner, philosophe, essayiste et romancier, dénonce le devoir du bonheur dans son livre *L'Euphorie perpé-*

tuelle[1] : « Terrible commandement auquel il est d'autant plus difficile de se soustraire qu'il prétend faire notre bien », écrit l'auteur. Effectivement, nous ne devons pas rater notre bonheur. Au fond, ce qui se cache derrière cette injonction, c'est la volonté d'être maître de ses désirs et de posséder la force de les mettre en œuvre. Les désirs de tous ordres nous font vivre, aussi faut-il se concentrer sur ceux qui font écho à notre petite voix intérieure. Les accepter, c'est accepter la vie façonnée comme nous entendons la mener. Sans cette conscience de soi, nous passons à côté de notre destin. « Quoi de plus valorisant que d'avoir la conviction d'être à la fois l'origine et le moyen de l'action[2] ? » C'est d'autant plus important que, quand on se sent malheureux, on se laisse plus facilement envahir par le désir des autres. Cette intrusion, pauvres de nous, nous éloigne encore davantage de notre propre vérité, à nos risques et périls.

Alors, sans enfants, comment font-elles, ces femmes, pour se construire une image valorisante d'elle-même ? Les femmes, dont la liberté de disposer de leur corps et de leur intelligence a été si chèrement acquise, veulent en profiter. « J'aime vivre seule, raconte Frédérique, être libre de rentrer chez moi ou non : même si je sais que je vais rentrer, au moins, j'ai le choix ! Avec un enfant, je me serais sentie étouffée, prise au piège. Même

---

1. Bruckner, P., *L'Euphorie perpétuelle*, Paris, Grasset, 2002.
2. Devienne, E., *Qui garde le chien ?*...

par rapport au couple. Celui que formait mes parents était très passionnel et j'ai peut-être vécu ça comme l'idée qu'un couple serait une entrave à ma liberté. J'ai toujours dit que je ne me marierais jamais. Avoir dans ma vie quelqu'un qui me fasse rêver, oui. On peut toujours dit *zut* à un homme. Jamais à un enfant. C'est pour la vie. »

Soyons franche : nul besoin pour autant d'être Katharine Hepburn, Camille Claudel, Simone de Beauvoir, Arielle Dombasle, Sophie Calle ou qui sais-je encore. Nul besoin de faire exploser le box-office ou les cotes en Bourse. Pas indispensable non plus de jouer les héroïnes de l'humanitaire aux confins des endroits les plus défavorisés de la planète ou au coin de notre rue quand guette la misère. Toutes les femmes sans enfants ne sont pas nécessairement des figures de proue. L'absence délibérée d'enfant ne provoque pas automatiquement la course à l'exception. Il arrive parfois que l'on fasse remarquer à une personne sans enfants et dont la carrière est, disons, « normale » mais pas transcendante qu'elle a échoué. Si elle n'a pas d'enfant, que cette personne *au moins* se distingue de manière éclatante, qu'elle rayonne, qu'elle resplendisse au firmament de la glorification érigée en système. Et pourquoi ? La présidence de LA plus grande multinationale au monde ne présente pas que des attraits. La célébrité ? Un miroir aux alouettes pour bien des gens s'inscrivant en faux contre des émissions aspirant à nous convaincre du contraire. « Je pense que quand on fait des enfants, c'est que l'on a envie de créer, de pro-créer. Pour ma part, avec la sculpture, je peux vivre, mais je ne pourrais pas entretenir décemment une famille », explique cette Provençale à la fin de la trentaine. « Mon métier de romancière prend tout mon temps, tout mon "intérieur", tout mon ventre. J'écris avec mon ventre. Je n'ai pas la place pour un enfant », explique Dora, trente-quatre ans, écrivaine et cadre dans une grande entreprise, témoignant dans *Elle*[1] sur le fait de ne pas vouloir être mère. Elle ajoute : « C'est blessant de ne pas être considérée comme une femme à part entière, d'être une "sous-femme", une "demi-femme" parce qu'on n'a jamais accouché. Je ne comprends pas pourquoi le fait d'avoir un bébé, pour une femme, doit rester le but de sa vie. On n'emmerde pas les hommes avec ça. »

Cette volonté de s'accomplir sans engager les autres à sa suite, on la retrouve également chez des gens passionnés par un métier à risques ou totalement absorbés dans des causes humanitaires mettant leur vie en danger plus ou moins implicitement. Ils peuvent participer à un travail de l'ombre tout en étant heureux sans faire la manchette des magazines d'affaires ou des Top 10. Pourtant, « cette impression de dévalorisation permanente invite plusieurs couples sans enfants à se justifier par une implication sociale importante. "Regardez, nous ne sommes pas si

---

1. Rasnay, F. de, « Je cherche un homme qui ne veut pas d'enfant », chronique « C'est mon histoire », *Elle*, 14 juillet 2003

méchants que ça... On aide les autres !" semblent-ils dire », écrit Pascale Pontoreau[1]. Ce n'est pas parce que des gens n'ont pas d'enfant qu'il serait normal de nourrir des attentes démesurées vis-à-vis d'eux pour compenser. Permettez-moi de vous citer la réaction de Nedjma (un pseudo protecteur), particulièrement étonnante et révolutionnaire compte tenu de ses origines. Marocaine et musulmane, cette quinquagénaire est l'auteure d'un récit érotique paru en mars 2004 et qui défraya la chronique[2]. Elle y réinvente l'érotisme au féminin dans une culture arabo-musulmane peu coutumière du fait. À l'occasion d'une interview[3], on lui demande si elle a des enfants. Elle répond ceci : « Non, j'ai été mariée, j'ai divorcé, mais j'ai choisi de ne pas avoir d'enfant. Je suis trop libre, trop indépendante, trop fêlée. Et, au fond, je pense que l'homme arabe n'est pas capable d'assumer sa paternité aujourd'hui. Je n'avais pas envie de me retrouver à trimer pour élever des enfants avec un homme qui aurait été un boulet ou... un enfant de plus ! J'avais besoin d'un partenaire. »

L'enfant rivalise avec d'autres projets qui motivent les adultes en âge de procréer. « Aujourd'hui, le désir d'avoir un enfant est devenu un projet existentiel au même titre que la carrière ou

---

1. Pontoreau, P., *Des enfants : en avoir ou pas*, Montréal, L'homme, 2003.
2. Nedjma, *L'Amande*, Paris, Plon, 2004.
3. Lamberterie, O. de et Armanet, A., « Nedjma, une scandaleuse en Islam », *Elle*, 22 mars 2004.

encore les voyages », relève le sociologue Daniel Dagenais[1]. De plus en plus d'adultes en âge de songer à « s'y mettre », comme disent les copains ou les parents, n'entendent précisément pas jouer l'abnégation. Leurs objectifs personnels demeurent incompatibles avec l'éducation d'un ou de plusieurs petits. Cela reviendrait à inverser l'ordre de leurs priorités, éventualité qu'ils rejettent. Loin d'être désœuvrés, ils voyagent, font du sport, se consacrent à des activités qui les divertissent ou dans lesquelles ils se sentent utiles. Sauf dans des contextes bien particuliers, ils ne subissent pas leur milieu professionnel par crainte de perdre leur emploi, ce qui serait une catastrophe s'ils avaient une famille à entretenir. Leurs fonctions les satisfont en grande part. Ils sont bien intégrés dans le tissu social. Ils ne veulent pas découvrir ce que leurs amis, leurs sœurs, leurs frères, leurs belles-sœurs, leurs beaux-frères viennent tout juste d'apprendre : l'art du biberon, le charme du bac à sable, la maîtrise du thermomètre, l'émerveillement devant les babillages, la souplesse du bercement soporifique... Quant à leur vie amoureuse, elle les rend en général heureux. Pour celles et ceux d'entre vous qui voudraient déjà s'en convaincre, allez directement au chapitre 6, vous verrez ! Certaines phases de célibat aménagé leur semblent plus ou moins pénibles, mais rien de bien différent de ce que

---

1. Dans Leduc, L., « La famille sens dessus dessous, vraiment ? », *Le Devoir*, samedi 9 octobre 1999.

vivent les gens avec enfants lors d'une rupture. Rien de bien exceptionnel non plus puisque même les gens en couple connaissent aussi des hauts et des bas.

En revanche, ils pensent avoir mieux à faire qu'à mettre leur énergie à lutter contre des idées qu'il faudrait bien défroisser en ce XXIe siècle. Illustration : l'histoire est arrivée à une femme divorcée dont le jeune fils doit porter des lunettes. Au retour d'un week-end chez son père, il rentre directement à l'école le lundi matin et la maîtresse constate qu'il ne les met pas sur le bout de son nez. Le bambin les a oubliées chez son papa. Qui croyez-vous que l'institutrice a réprimandé ? Gagné ! La mère ! « Vous n'aviez qu'à le rappeler à votre ex-mari si vous saviez qu'il risquait de ne pas y penser. » Pourtant, cette digne émule de l'Éducation nationale était jeune. Il aurait été plausible d'espérer qu'elle fût moins pétrie d'une vision rétrograde.

Pour celles et ceux que le désir d'enfant ne taraude pas, l'absence de motivation est au moins inversement proportionnelle à ce que représente la liste exhaustive des inconvénients associés à la parentalité ! Malgré tout, jouir de cette liberté de mouvement présente des exigences. Ainsi Jeanne en revient-elle à cette idée du bonheur. Ses parents lui ont toujours dit que son objectif dans la vie devait être de le trouver. « C'est ce qu'il y a de plus difficile au monde, s'exclame-t-elle. Si des parents disent : *Sois ingénieur ou fais des enfants*, c'est plus facile que *trouve ta voie* ! C'est dur de vivre sa différence. C'est tellement plus simple de faire ce que l'on attend de nous. »

Mère à plein temps, tout reste à faire

Pour aussi étonnant que cela puisse paraître dans un ouvrage tel que celui-ci, j'aimerais consacrer plusieurs pages aux femmes au foyer. À les écouter, on ne peut que souhaiter voir leur statut et leur image fortement revalorisés. Oublions ces héroïnes dont les aventures captivent des millions de téléspectateurs de par le monde chaque semaine ou cette série plus provocatrice dans laquelle les clichés ne portent plus sur les brushings ou les frasques conjugales, mais sur la drogue. Oublions donc l'audimat une seconde pour parler de la vraie mère au foyer. Celles qui (elles sont près de trois millions en France, soit 30 % environ des mères en France) devraient être entourées d'une aura aussi noble que les « femmes actives », entendez celles sur le marché du travail. Une hiérarchisation injuste prévaut entre le travail rémunéré, donc le « vrai », et le travail bénévole ou le travail non rémunéré à la maison, considéré comme moins chic et plus accessoire. Avec témérité et conviction, des mères au foyer affichent leur statut que de fois considéré « ingrat » et assimilé à des QI de petit pois. Elles se sentent plus utiles à élever leurs enfants à la maison qu'à aller gagner une misère ou à peu près, expliquent-elles volontiers. Pour abonder dans leur sens, retour au livre d'Hélène Vecchiali : « Nous aurions donc moins d'influence en nous consacrant à l'équilibre psychique des prochaines générations qu'en coopérant à la progression économique des entreprises ? [...] C'est peut-être parce que nous avons d'énormes difficultés à admettre notre plus-value en tant que femmes que nous doutons de notre irremplaçable enrichissement en tant que mères[1]. »

Les mères à la maison trouvent leurs enfants plus intéressants que la nature de l'emploi qu'elles occupent ou la reconnaissance qu'elles peuvent en retirer. Christine Delphy apporte ce complément de point de vue : « Les féministes ont sous estimé la force du rêve de la femme au foyer, invention du XIXe siècle, ce modèle continue de se développer parallèlement à, et contre le modèle de l'"émancipation" des femmes par le travail[2]. » À ce propos, Gabrielle se risque à une supputation : « Je crois que j'aurais des enfants si j'avais le choix de rester avec mon ou mes enfants à la maison. Et ça ne devrait pas être un choix, ça devrait être un droit. Seulement, financièrement, je ne peux pas me le permettre sans perdre la qualité de vie que j'ai. Être maman est un travail à temps plein à lui seul... À quand un salaire pour ces femmes qui se consacrent à prendre soin de

---

1. Vecchiali, H., *Ainsi soient-ils...*, « La maternité occidentale contemporaine... », *op. cit.*
2. Delphy, C., dans Descarries, F., et Corbeil, C., *Espaces et temps de la maternité*, *op. cit.*

leurs enfants ? » Effectivement, la reconnaissance éventuelle par les mots, c'est bien mignon, mais l'argent reste une traduction universelle de la valeur de notre apport. Le symbole est méritoire, certes. Les allocations diverses et variées ont au moins le mérite d'exister. Mais encore ? Pensons aussi aux vieux jours de ces fées du logis. Elles auront travaillé du soir au matin et du matin au soir pour élever leur famille, des semaines qui n'auront rien eu à envier aux théoriques trente-cinq heures gouvernementales, et qu'obtiendront-elles le jour venu ? Rien.

Ces mères qui ont fait le choix et disposent des moyens de rester à la maison sont, par ailleurs, très impliquées socialement la plupart du temps et loin de se contenter de leurs livres de recettes. « Elles sont bien contentes, les femmes qui vont bosser, de nous trouver pour ramener leur gosse de l'école ou du cours de danse ! » lance, un peu exaspérée, une amie. Bien entendu, j'insiste, rien dans ces propos n'est dirigé contre les femmes qui n'ont absolument pas la possibilité d'aménager leur temps différemment. Si la valorisation de la femme au foyer était bel et bien ancrée dans les mœurs sans rien d'archaïque ni de condescendant, la situation serait différente. Les intéressées n'auraient pas l'impression de passer pour des dindes dans les dîners en ville, les cocktails de leurs époux et réunions sociales, lors desquels, que l'on veuille le reconnaître ou non, une femme qui ne travaille pas fait tache. Des dizaines de mères à plein temps observent ce malaise. Beaucoup d'entre elles en souffrent et ne sont pas loin d'avoir une estime d'elles-mêmes qui frôle le point de congélation ! Des blessures qu'elles pansent par le sarcasme avec des répliques du style : « Si je travaille ? Non, je n'ai pas le temps, j'élève mes enfants. » Bravo.

Cette mère, la trentaine, admet : « Quand je vois ce que je gagne et combien me coûte la personne qui s'occupe de mes enfants, je me demande parfois le sens de tout ça. » Si les femmes peuvent arriver à mener de front un accomplissement professionnel et personnel quand elles n'ont qu'un enfant, à partir de deux, ça se complique. Les trois quarts continuent à jongler entre le lieu de travail et la maison. Ça se corse pour de bon à partir d'un troisième petit bout qui va venir très probablement détourner les plus hardies du marché du travail. Avec trois enfants, dont un de moins de trois ans, seulement 13,1 % des femmes continuent de travailler à temps complet et 16,6 % à temps partiel. Avec deux enfants (dont un de moins de trois ans, toujours), les pourcentages sont de 28,2 % et 25,4 %. L'absence de ce troisième bébé pourtant rêvé par 38 % des Français, dixit l'INSEE, est grandement justifiée par les contraintes que, bien malgré lui, ce bambin va imposer à la famille. Au premier chef : la formule magique qu'il reste encore à mettre au point pour allier vie professionnelle et famille nombreuse. « Avoir des enfants n'est pas seulement une affaire de femmes, mais une affaire de société. Il faut dépolariser le débat. Quant à valoriser les femmes au foyer ? On doit pouvoir trouver des solutions plus novatrices que le retour des femmes à la maison. Je pense plutôt qu'il faudrait favoriser la paternité de façon plus égalitaire. Les mesures travail/famille doivent faciliter le maintien en emploi des femmes et non pas leur retour à la maison », défend Christine Corbeil. En appui à cette réflexion, regardons un peu le langage dans la presse. Elle institue de plus en plus un phénomène identifié comme le *mummy track* que l'Office québécois de la langue française traduit par la « filière maman », notant, dans sa fiche intitulée « filière parentale » : « Ce parcours est cependant vu par certains comme un recul, surtout pour les femmes qui sont majoritaires à le choisir, ce qui les amène en quelque sorte à cheminer sur une voie parallèle où l'avancement et les emplois valorisants leur échappent souvent. » C'est tout dire. Au Royaume-Uni, en février 2005, un rapport intitulé *Part-Time No Crime – so why the penalty*, publié par l'Equal Opportunities Commission (EOC), invitait justement les entreprises à aménager la flexibilité des horaires de manière à lutter justement contre les effets pervers du *mummy track* essentiellement. À suivre...

Selon une enquête de l'INSEE, six femmes sur dix voudraient travailler. Il serait très instructif de savoir si c'est pour l'argent (vu l'impact des politiques familiales) ou pour ne plus subir les commentaires complaisants des femmes dites « actives » (sous-entendu sur le marché du travail, étant bien établi que les mères à la maison pratiquent le farniente en permanence !). Les remarques ou les allusions des hommes valent aussi d'être mentionnées. Ils rêveraient d'une femme au foyer sans oser l'avouer, tout en mettant en avant le profil de la *superwoman*. Autre retour dans la vraie vie avec cette mère au foyer à laquelle on demandait, dans une réception tout ce qu'il y a de plus chic, si elle travaillait. « Non, se contenta-t-elle de répondre, mal à l'aise en présageant la suite de la conversation. – Ah bon, répliqua le quinquagénaire, mais vous avez quand même fait des études ? » Pour compléter, citons Françoise Héritier dont la réputation d'anthropologue n'est plus à faire : « Les pays qui n'encouragent pas les femmes à avoir une activité salariée voient leur taux de natalité chuter. Pour faire des enfants, les femmes ont besoin d'être fières d'elles-mêmes et non d'être considérées comme un outil nécessaire au bien-être du foyer[1]. »

Être femme au foyer, c'est s'inscrire en faux contre le schéma des femmes qui travaillent même avec de jeunes enfants et font face sur tous les fronts. Ne pas avoir d'enfant du tout, c'est s'inscrire en faux contre le courant très porteur de la maternité glorifiée. Bref, dans un cas comme dans l'autre, si l'on n'est pas la femme active qui travaille, câline les petits, séduit tous les hommes et surtout son mari, entretient un corps de déesse, fréquente un club de sport assi-

---

1. Citation tirée de Girod de l'Ain, A., et Roig, C., « Pourquoi fait-on des enfants ? », *Elle*, 14 novembre 2001.

dûment et prend le temps de faire du bénévolat auprès d'une noble cause, on a tout faux ! Juste une petite seconde : puis-je savoir où se cache la bouteille d'oxygène ? La société aimerait bien afficher pareille martingale. Des femmes émérites, des employées zélées, des salariées contentes de leur sort, des mères exceptionnelles et, quand le besoin s'en fait sentir, des électrices engagées. Et puis quoi encore ? Ah oui, j'oubliais : la culpabilité. Enfin, ce mot ne fait pas très jet set ! Pour le côté paillettes, ça détonne. Dommage, nous, nous aimons Anne Gatecel et Carole Renucci quand elles s'interrogent : « Et que dire de la culpabilité qu'elles éprouvent vis-à-vis de leurs enfants avec lesquels elles partageront, bien souvent, tout juste une dizaine d'heures au cours de la semaine[1] ? » La femme cadre supérieure perchée sur ses talons aiguilles avec le petit pot d'un côté et la jarretière de l'autre, c'est dans les magazines ! D'ailleurs, 66 % des cadres de haut niveau divorcent, essentiellement à cause de la trop forte tension entre carrière et vie de famille. Quelle surprise...

Dans la vraie vie, la grande majorité des femmes maîtrisent plutôt la double journée à grand renfort de cache-cernes et de compléments alimentaires. D'une certaine manière, ces femmes et celles qui n'ont pas voulu d'enfant partagent un point commun : le regard des autres qu'il faut

---

1. Gatecel, A., et Renucci, C., *Amour, enfant, boulot*, Paris, Albin Michel, 2000.

soutenir et la justification au bord des lèvres pour faire comprendre ou admettre leur choix. Lors de la journée du 8 mars 2004, Journée internationale des femmes comme chacun sait, le Premier ministre Jean-Pierre Raffarin déclarait : « L'expérience familiale sera intégrée dans la future loi de mobilisation pour l'emploi. » Nous attendons encore... Il ajoutait pourtant : « Nous sommes convaincus que l'égalité professionnelle est un facteur dynamique de la croissance et de l'emploi. » Pour ma part, je crois qu'une solution sérieuse et durable consisterait à mettre en place un système de réinsertion des femmes sur le marché du travail qui commencerait par des formations pour rester au niveau des exigences de son emploi. Elles recevraient également un « salaire maternel », c'est-à-dire pour elles, et non une « allocation familiale », maintenue par ailleurs. Et avec quel argent, ce salaire maternel ? En piochant dans les dépenses somptuaires dont profitent nos gouvernements de tous les côtés de l'hémicycle. Si l'on veut vraiment remonter les courbes de natalité, il faut s'en donner les moyens. Les femmes doivent être convaincues de leur utilité à rester quelques années à la maison, se sentir valorisées dans ce rôle et, au terme de ces années-là, pouvoir retrouver un autre objectif professionnel que le troisième sous-sol de leur entreprise, juste à côté du local à poubelles. Il faut travailler en même temps à l'image sociale et culturelle des mères à plein temps et à leur reconnaissance financière. Tout travail mérite salaire :

or élever correctement des enfants, c'est un travail. L'argent ne suffira pas, les beaux discours non plus. C'est l'imbrication des deux qui pourra donner un résultat collectif.

Tous les individus, néanmoins, ne réalisent pas leurs rêves par le truchement d'un projet éducatif et parental qui prendrait toute la place, ou presque. La vie d'une famille avec des enfants est épicée de moments forts, la vie sans enfants en apporte également, d'une autre nature. Bien volontiers, les « non-procréateurs », si je puis me permettre l'expression, s'associent à cette observation du philosophe Michel Onfray : « L'apparition des enfants signe sans appel la disparition de l'autonomie et de l'indépendance des partenaires qui le décident[1]. »

---

1. Onfray, M., *Théorie du corps amoureux*, Paris, Grasset, 2000.

3

Un autre regard sur le temps

Une famille, c'est une mosaïque de temporalités différentes : il y a le temps de la conversation, celui de l'entraide, le temps des rituels dont le calendrier ponctue le minutage, le temps que chacun veut malgré tout s'approprier, le temps des loisirs partagés... C'est prenant ! Les gens sans enfants posent sur le temps qui passe un autre regard : sur un plan très concret, leurs journées sont remplies d'autres activités que celles invariablement liées au monde de l'enfance ou de l'adolescence et, sur un plan plus symbolique, ils n'éprouvent aucun besoin de se prolonger *ad vitam aeternam* par la chair de leur chair. Quant aux femmes, l'horloge biologique les laisse de marbre.

Comme l'écrit l'anthropologue Renée B. Dandurand : « Dans un contexte social qui favorise de plus en plus l'intériorisation et l'actualisation d'aspirations personnelles et professionnelles chez les femmes autant que chez les hommes, le désir d'enfant n'est pas pour autant éradiqué, mais a tendance à devenir un désir raisonné, qu'on choisit délibérément de garder en réserve en attendant le moment opportun[1]. »... Or, ce « moment opportun » peut ne jamais se présenter. Je pense à l'expérience que nous fait partager Pascale Pontoreau dans son livre[2] : « Alors qu'aujourd'hui j'ai trois filles et que, au moment où j'écris ces lignes, je rêve d'un dernier bébé – seul l'âge m'empêche d'en imaginer plusieurs autres –, j'ai réalisé combien ce premier désir de maternité n'avait pas été le fruit d'une réflexion. Il s'était réalisé d'instinct. Et j'ai toujours dit que c'était bien ainsi parce que sinon... Les excuses ne manquent pas pour reculer l'échéance : il manque toujours un zéro au solde du compte bancaire, un mariage n'est plus un pacte éternel et côté travail, rien n'est devenu moins sûr. »

Le travail des femmes leur permet une certaine autonomie financière qui les conforte dans leur goût d'indépendance. L'époque de l'après-guerre avec le raisonnement « On n'a rien, donc rien à perdre à avoir des bébés[3] » est révolue. Les femmes profitent de la chance qu'elles ont désormais de pouvoir se poser librement la question. Elles sont de plus en plus nombreuses à hésiter avant d'arrêter leur méthode contraceptive. Ainsi filent les années, l'accomplissement professionnel

---

1. Dandurand, R. B., Bernier, L., et Lemieux, D., *Le Désir d'enfant : du projet à la réalisation,* Montréal, INRS-Culture et société, 1997.
2. Pontoreau, P., *op. cit.*
3. Sullerot, E., *La Crise de la famille*, Paris, Fayard, 1997.

est à la clé et, quand se profile à l'horizon l'âge limite pour s'engager dans une maternité sans prendre de trop grands risques ni en faire courir au bébé, certaines finissent par se demander à quoi bon s'engager dans ce projet. À trop attendre l'idéal, on risque de ne jamais l'atteindre. Jusqu'au jour où ils ou elles s'aperçoivent que s'ils n'ont jamais décrété le moment opportun c'est probablement parce que le désir n'était pas si fort.

Pour Mireille, ne pas avoir eu d'enfant est une question de circonstances. « Et ça ne m'a pas manqué », confirme cette Québécoise dans la cinquantaine. Elle a même procédé à une ligature des trompes à trente-quatre ans, convaincue qu'elle ne changerait pas d'avis. « Déjà dans la vingtaine, quand je voyais les couples dans la rue avec les poussettes... Ils avaient tellement l'air de s'ennuyer. J'en étais déprimée pour eux ! » La qualité de vie à laquelle ont goûté les procréateurs potentiels et tardifs en incite plus d'un et plus d'une à ne plus vouloir renoncer à eux-mêmes au profit d'un enfant.

Elle a encore le temps de changer d'avis

« Oh ! tu es jeune, tu peux encore changer d'avis. C'est normal, pour le moment tu as tes études. » C'était la vingtaine. Après, j'ai connu la période de la trentaine caractérisée par : « Si tu rencontres vraiment l'homme de ta vie, tu changeras d'avis. C'est parce que tu n'as pas trouvé LE partenaire idéal. » La quarantaine enfin amorcée, c'est devenu : « Oh, avec les progrès de la médecine, tu peux encore attendre un peu. Pas trop quand même ! » Voilà qui est agaçant ! Ai-je tout bonnement le droit de ne pas être mère ? L'âge moyen de la première grossesse se situe autour de vingt-neuf ans, 75 % des femmes de trente ans parviennent à être enceintes dans l'année qui suit l'arrêt d'un mode de contraception. À trente-cinq ans, elles ne sont plus que 66 %, et, à quarante, seules 44 % d'entre elles y parviennent. Alors, quand il commence à y avoir plus de bougies sur le gâteau que de pâte d'amandes...

La société donne aux couples les moyens d'attendre le moment idéal, celui qui leur aura permis de réunir toutes les conditions nécessaires à leurs yeux pour devenir des parents à la hauteur de la situation. Rien que par cette expression, « à la hauteur de la situation », le cahier des charges se colore au regard du scénario de vie des géniteurs potentiels. À force de repousser l'échéance, soit l'on se rend compte que l'on peut très bien continuer à vivre bien et heureux sans enfants, soit la partenaire risque d'être aux prises avec des difficultés d'ordre médical. Il n'est pas rare, dans ce deuxième cas, de voir la grossesse devenir une véritable obsession. La notion de désir s'efface pour céder la place à l'urgence de ce besoin devenu vital, avec les excès et les angoisses associés à cette volonté de faire « obtempérer » la nature et d'apaiser la souffrance. Le couple fait les frais de ces tensions et tous n'en sortent pas indemnes. C'est pourquoi il est si important, quand la décision de ne pas avoir d'enfant nous taquine l'esprit, de l'analyser avec autant de scrupules que la décision inverse. L'importance des enjeux et de l'imaginaire associés à une vie naissante mérite ces temps d'arrêt. Une pause dans l'activisme forcené de notre vie, histoire de se reconnecter sur soi pour de bon.

Le souhait de rester inféconde fluctue selon les âges en intensité, voire en justification. À côté des personnes décidées depuis la première heure, de celles, comme moi, qui n'ont vraiment jamais eu envie de mettre au monde des enfants, on trouve nombre de femmes qui ont connu une certaine évolution dans leur motivation et la manière d'assumer leur choix. Valérie, par exemple. Elle se souvient du seul moment, quand elle était très jeune, où elle aurait été prête à faire un enfant. C'était son premier amour, elle l'aurait suivi jusqu'au bout du monde. « De toute façon, c'était une histoire impossible », confesse-t-elle avec le recul. La valse-hésitation est provoquée par une rencontre, comme dans le cas de Valérie ou de Lucie. Elle peut aussi être consécutive à un changement manifeste de situation. Par exemple, un nouvel emploi plus stable et mieux rémunéré ou l'occasion rêvée d'acheter LA maison faite pour nous. La question suivante peut alors remonter à la surface : « Avec tout ça, est-ce qu'on se remet à y penser ou non ? » De nouveau, après analyse, la réponse reste parfois « non ». Les différentes stratégies pour concilier toutes nos envies et nos ambitions au regard de nos propres limites sont révélatrices de notre degré d'acceptation du changement et de la force de notre volonté de rester inféconde(e)s. Et puis, les tenants d'une vie sans enfants, selon le même principe, peuvent toujours se dire qu'ils auront, s'ils le souhaitent, la possibilité d'instaurer, avec des enfants, des liens d'une autre nature plus conformes à leur personnalité. Nous tablons sur la relation, l'attachement choisi, jamais subi.

En passant de la petite enfance à l'âge adulte, chacun de nous prend conscience du fait que, comme l'écrit cet ancien polytechnicien devenu coach, François Delivré[1], « le temps a une mesure sociale qui ne correspond pas aux événements et rythmes affectifs ». Pour les femmes en particulier, ce temps peut se subdiviser entre le temps du corps (ou temps biologique), le temps normatif (les bons âges pour procréer) et le temps biographique (ou encore la culbute des temps). Une subdivision signée Pascale Donati et Olivia Samuel[2]. Les auteures soulignent que ces temporalités sont loin d'être convergentes. « Les souhaits et les projets procréatifs restent soumis aux aléas du parcours professionnel des conjoints, auxquels s'ajoutent ceux inhérents à la fragilité du lien conjugal et aux risques de rupture »,

---

1. Delivré, F., *Question de temps*, Paris, InterÉditions, 2002.
2. Donati, P., et Samuel, O., « Les temps de la procréation féminine », Montréal, *Temporalistes*, n° 43, octobre 2001.

concluent-elles. Jeanne, consultante en coaching, la quarantaine, décrypte son parcours en ces termes : « Ne pas avoir d'enfant n'était pas une position de fait. On prend nos décisions en fonction de nos expériences. Ce sont des histoires individuelles dans du collectif. C'est la vie, les circonstances, sans oublier l'absence de pulsions... Je vais même jusqu'à me demander ce que j'aurais fait si j'avais eu des enfants, même si ce doit être une expérience extraordinaire de voir grandir des enfants. » On ne peut pas éternellement expliquer que l'on attend le bon moment, transformant le désir spontané ou naturel d'avoir des enfants en un désir calculé, planifié, orchestré.

Les femmes, qui restent quand même aux premières loges des transformations, aussi bien du point de vue de leur corps, évidemment, que du réaménagement de leur vie après les naissances, le savent bien. Leur emploi du temps sera bouleversé, leur sens des priorités aussi, etc. Papa, lui, repartira au bureau, brandissant fièrement un courageux congé de paternité (61 % des pères le prennent, d'après un sondage de la Sofrès) et la vie normale reprendra ses droits ou quasiment. Pour la maman, rien ne sera plus pareil. J'entends déjà s'élever contre moi l'argument des papas poules. Certes, mais, au-delà du chic médiatique, quelle réalité prend véritablement forme dans l'intimité des foyers ? Idem pour les cadres très, très supérieur(e)s. Mon expérience de journaliste me l'a abondamment prouvé. Il faut aller interviewer telle star du management qui, par ailleurs, a un corps de déesse, des enfants « délicieux », un mari « brillantissime », un domicile que tous les magazines de déco s'arrachent ; bien entendu, ladite dame a le temps de rencontrer une fois par mois ses copines, de faire du bénévolat et... de dormir quand même un peu quand elle a terminé d'assouvir sa passion pour les terrines maison qu'elle prépare en bonne mère de famille. Alors, vous grattez un peu et vous découvrez une armée d'assistantes, de secrétaires, de personnel de maison appliqué à faire tourner la boutique. Bien sûr, ça ne se dit pas, ça ne s'écrit pas dans les pages glacées. Et Mme Brichetru, cernée jusqu'au milieu des joues entre le ménage, la varicelle de son aîné, ses heures de transport quotidiennes et son patron qui lui prend la tête, eh bien, Mme Bichetru, elle, se sent « moche, toche, poche », comme dit une mienne amie !

Toutes ces femmes contraintes et forcées de jouer la carte de la femme-orchestre confient souffrir d'un manque de temps flagrant pour s'occuper comme elles en rêveraient de ceux qu'elles aiment, les enfants en premier lieu, et d'elles-mêmes. Elles se rassurent grâce aux études concluant que les enfants dont les mères travaillent sont aussi éveillés et heureux que ceux dont les mamans sont à la sortie de l'école, le goûter à la main. Malgré tout, elles éprouvent un pincement au cœur. Quelle maman n'a pas admis, au début de son retour au travail, que son bébé lui manquait dans la journée au point d'avoir les larmes aux yeux ? Sont-elles si peu à déplorer

« avoir tout sur les bras », faute d'un mari disposé à aider efficacement et régulièrement ? Les aspirantes omniprésentes/omnipotentes ont l'impression de tout faire un peu, mais de ne s'investir à fond dans rien. Elles ne supportent plus d'entendre leurs enfants dire : « Tu travailles tout le temps, t'as même pas joué avec le jeu que mamie nous a offert... » C'était à Noël dernier. Face à cette lecture de la réalité quotidienne des mères absorbées de toutes parts et sollicitées sans relâche, reléguer aux oubliettes l'idée de créer une famille peut se comprendre. Il suffit de faire preuve de réalisme et d'admettre que le désir d'enfant ne se révèle pas suffisamment ancré en nous.

Les journées n'ont que vingt-quatre heures

Bien qu'enchantées par une ou des maternités et opposées à l'idée de remettre en cause leur existence, de nombreuses femmes aspirent à ce que les générations futures connaissent des conditions de vie plus confortables, plus souples. Car derrière leur détermination, l'épuisement pointe peu à peu. Certaines s'essoufflent et commencent à ne plus vouloir assurer sur tous les fronts. Il faut résoudre de toute urgence l'équation travail/famille. Un chantier colossal. « Elles ont le sentiment aigu de tout assumer, mais de bâcler beaucoup en cours de route. "Mon boulot, mon mari, mes enfants. Je fais tout superficiellement" (Véronique) », pouvait-on lire dans un dossier sur la féminité du magazine *Psychologies*[1]. Comme l'écrivent Anne Gatecel (psychologue clinicienne) et Carole Renucci (journaliste à *Famili*) : « À grand renfort d'études, de sondages, de témoignages... des journalistes, des médecins, des psychanalystes et des sociologues s'expriment sur la difficile équation que les femmes sont amenées à résoudre chaque jour, mais aussi – et c'est nouveau ! – sur la souffrance engendrée par un quotidien pas toujours très rose[2]. »

« Le projet d'enfant doit se gérer simultanément avec celui de la scolarisation et de la professionnalisation », écrit Michèle Ferrand[3]. En France, nous n'avons jamais été si en retard ! En 2002, les chiffres indiquaient vingt-neuf ans et demi en moyenne, et plus le niveau de formation est élevé, plus la première naissance est retardée. Une maternité relativement précoce sera valorisante pour une jeune femme dont les études ne laissent présager aucune perspective professionnelle exceptionnelle. En revanche, pour une femme qui a misé sur ses études, une maternité n'est souhaitée qu'une fois qu'elle a eu le temps de prouver qu'elle pouvait s'accomplir dans un emploi à la hauteur de son investissement aussi bien financier qu'intellectuel. Cette réalité est reprise, notamment, par la sociologue Maria de

---

1. Marcowith, M., « Toutes ces femmes qui sont en nous », *Psychologies,* novembre 1999.
2. Gatecel, A., et Renucci, C., *Amour, enfant, boulot, op. cit.*
3. Ferrand, M., *Féminin, Masculin*, Paris, La Découverte, 2004.

Koninck. Elle note que le choix de se consacrer à la maternité et au foyer chez les femmes moins scolarisées s'exprime par défaut : « Ce n'est pas parce que la maternité est plus valorisée, c'est plutôt parce que la valeur de ces travailleuses n'est pas reconnue sur le marché ; elles peuvent donc se consacrer à la maternité, le coût alternatif étant peu élevé ou inexistant[1]. »

Après s'être battues pour mener des études supérieures avec brio, obtenir un emploi, amorcer une véritable carrière et après avoir aussi essuyé des échecs amoureux avant de se trouver enfin sereines dans une relation, des trentenaires de notre époque finissent par ne plus aspirer qu'à une chose : la paix ! Un appel au calme, à un certain repos. Rien à voir avec de la paresse ou du laisser-aller. Il s'agit seulement de savourer somptueusement un temps pour soi. Ne nous méprenons pas, il n'est pas question de ne le consacrer qu'à soi, mais de disposer d'un capital temps tout à fait discrétionnaire. C'est un hymne à la liberté d'assumer d'autres scénarios de vie.

Les mères dans l'âme rétorqueront que l'on ne renonce pas à soi, que c'est tout le contraire, que rien n'est plus enrichissant, exaltant, etc. Sans doute. Souffrez néanmoins que nous ne nous reconnaissions pas toutes dans cet enthousiasme admirable. Elles se soucient également du rythme

---

1. De Koninck, M., « La reproduction et les inégalités sociales de santé », dans Descarries, F., et Corbeil, C., *Espaces et temps de la maternité*, *op. cit.*

qu'elles imposeraient à des enfants, inévitablement ballottés dès la prime enfance. Le don d'ubiquité n'est pas encore tout à fait mis au point. On ne peut pas tout faire et être partout en même temps. Alors, pour combiner les horaires de ministre de parents imposant de longues heures en dehors du foyer, on met en place pour les enfants des horaires surchargés. Puisqu'il faut bien les occuper pendant que les parents travaillent, on plaide l'indispensable épanouissement parascolaire et ils se retrouvent ficelés dans des emplois du temps affolants. Un peu d'activité en dehors de l'école, quel enfant ne l'a pas souhaité ? Mais trop, c'est trop. Où sont passées les thèses du pédiatre et psychanalyste anglais, Donald Woods Winnicott, autour du besoin de l'enfant non seulement d'être parfois seul, mais de s'ennuyer ?

Regarder de loin ces mères Courage courir entre leur travail et leur vie de famille, ce n'est pas toujours tentant. Les observer assises sur un banc en attendant que le petit sorte du bac à sable ou termine sa leçon de natation, ce n'est pas palpitant pour tout le monde. Celles auxquelles la maternité ne sourit guère voient plutôt dans ces exercices de style un art consommé d'être toujours divisée entre deux sources d'accomplissement et de satisfaction plus contradictoires que compatibles. Tout le mérite revient à celle capable de trouver le temps d'être une épouse hors pair et une GO irremplaçable au sein du foyer.

« La parole féminine s'est libérée et, de plus en plus, les mères se plaignent d'être les esclaves de leurs enfants », explique la psychanalyste Lyliane Nemet-Pier[1]. J'ai entendu des mères l'avouer, étourdies dans la valse des heures et des minutes, que dis-je, le rock'n roll des secondes qui leur sont imparties. Épuisées de leur journée, en rentrant à la maison, elles n'ont pas envie de faire la police. Alors elles crient : « Au secours, je me fais bouffer ! », et nourrissent, à l'extrême parfois, un sentiment ambivalent. Si c'était à refaire... Entre les caprices, les bêtises, les petits rituels quotidiens, les rappels à l'ordre et même les plus tendres demandes d'un bon gros câlin, elles auraient bien envie de crier : « Et moi ? et moi ? et moi ? » Elles rêveraient de s'affranchir de la pression mentale du maternage. Entre le bébé qui pleure quand on part, le bébé qui pleure quand on rentre, l'enfant qui refuse d'aller se coucher, la sempiternelle sérénade autour du lavage o-bli-ga-toi-re des dents, les perturbations pendant que leur attention se détourne des petits pour parler deux minutes à une amie au téléphone, et le chantage au devoir du style « Si tu étais plus là pour m'aider, j'aurais de meilleures notes », avouez que ça tourne la tête. Une femme économiquement indépendante et heureuse avec son homme n'est, de toute façon, jamais tout à fait libre dès lors que lui trottent dans la tête toutes les contingences de la maternité. L'idée de la double journée ne devrait pas consister en l'addition d'une vie familiale et d'une

---

1. Nemet-Pier, L., *Mon enfant me dévore*, Paris, Albin Michel, 2003.

vie professionnelle, mais signifier un enchevêtrement harmonieux et raisonnable des deux. Quelle mère de famille ne s'est pas demandé, pendant une réunion, si le petit n'avait pas l'air un peu fiévreux ce matin en partant ou si elle avait bien pris des yaourts à boire pour le second.

Soyons concrets : même si elles sont de plus en plus nombreuses à exercer une activité professionnelle, les femmes n'ont pas pour autant diminué le temps consacré à l'éducation des enfants et aux tâches domestiques. À croire que les hommes sont formatés différemment. Eux, le cumul parentalité/emploi, ils effleurent. Les femmes consacrent en moyenne toujours deux fois plus de temps que les hommes aux tâches domestiques et parentales. Selon la Caisse nationale d'allocations familiales, un père et son enfant vivent, en moyenne, une heure par jour en tête à tête, tandis que Mme mère en partagera plus de trois, presque trois et demie ! La participation masculine aux tâches ménagères plafonnant très bas dans la plupart des pays d'Europe, une initiative a été prise en Italie du Sud qui mériterait d'être étendue : on réunit les couples le soir pour leur expliquer que, sans partage des tâches à la maison, la natalité va chuter encore plus. « Les hommes sont assez sensibles à cet argument... », observait la journaliste qui rapportait ce fait dans le mensuel féminin *Marie Claire*[1]. En France, d'après l'Institut national de la statistique

---

1. Vigor, M.-F., et Durand, C., « Europe : le meilleur sans le pire », *Marie Claire*, juillet 1999.

et des études économiques (INSEE, 1995), une femme salariée ayant au moins un enfant de moins de quinze ans consacre presque cinq heures et demie par jour au travail domestique ; l'homme salarié, un peu moins de trois heures. Personnellement, les hommes qui consacrent même moins de trois heures par jour à l'entretien du foyer conjugal, je les compte sur les doigts d'une main, et encore. Si une femme veut rester indépendante et libre de son temps, si elle ne veut pas sombrer sous le plumeau et si ses moyens (rappelons qu'en moyenne une femme gagne 17 % de moins qu'un homme pour le même poste) ne lui permettent pas de s'entourer d'une femme de ménage et d'une nounou aussi dévouées l'une que l'autre, la solution de zapper la case « bébé » se révèle attrayante. Surtout si elle pressent que l'homme de sa vie ne sera pas, non plus, une fée du logis, ni l'empereur du jambon-purée, ni le roi du classeur de maths ou de français à inspecter avant le contrôle du lendemain. « Vois ça avec ta mère..., dit-il. – Merci, mon amour... », grognerait-on volontiers un soir ou deux.

Les femmes sans enfants s'autorisent à penser que, si c'est pour voir leurs petits entre deux portes et les confier à des tiers le plus clair du temps, cela ne vaut pas la peine. Il vaut mieux faire autre chose de sa vie si l'on a 99,9 % de chances de rater le premier « maman », d'être informée de la première dent par la nounou, de ne pas savoir exactement ce qui se trouve dans le cartable parce que l'on rentre tard et que c'est une gardienne qui y a veillé, ou encore de baisser la tête parce que l'enfant fait ses premiers pas en direction d'un autre visage que le vôtre. Ces exemples ne sont pas des figures de style, ils reflètent l'expérience. Sans compter celles qui, financièrement parlant et malgré les subsides gouvernementales, ne peuvent éviter le déposer le petit à la garderie avant 7 heures pour le récupérer, à la course, vers 18 heures. Non seulement tout le mérite leur revient, mais quel courage ! Petit bémol néanmoins : combien de temps encore pourront-elles tenir ?

Le temps de l'enfant

S'il y a le temps des grands, il y a aussi celui des petits, des petits qui vont devenir, selon toute probabilité, des ados et, selon la même logique optimiste, des adultes. La pédiatre Edwige Antier, à l'occasion de la parution de son livre en 2002[1], défendait la thèse suivante : « On veut aller trop vite en poussant les bébés à se satisfaire à eux-mêmes. Cette peur occidentale d'être esclave de ses tout jeunes enfants contraste avec la difficulté qu'auront plus tard les parents à rendre leurs adolescents vraiment autonomes. Ceux-là ne voudront

---

1. Antier, E., *Confidences de parents*, Paris, Robert Laffont, coll. « Réponses », 2002.

plus quitter la maison. Trop vite poussés hors des bras, ils se cramponneront au nid parental. »

En novembre 2003, Claire Brisset, alors défenseure des enfants, remettait son rapport au président de la République, Jacques Chirac[1]. Elle y démontrait que, pour la petite enfance, les structures ne sont pas adaptées. Selon elle « il y a le temps du bébé – et ce temps dure trois ans – puis, celui de l'enfant et celui de l'adolescent. Aucune de ces étapes ne peut être court-circuitée sans dommages. Mettre des bébés à l'école dès deux ans – ce que seuls font les Français –, c'est brûler les étapes. Transformer des enfants de dix ans en simili-jeunes adultes, c'est aussi brûler les étapes. Confronter enfants et adolescents à des images hypersexualisées qu'ils ne peuvent absorber, c'est encore brûler les étapes. C'est, tout simplement, leur brûler les ailes ». Les adultes qui n'ont pas envie de s'engager dans cette voie ont compris que, même entré à l'école à un âge plus acceptable au regard de son développement cognitif, l'enfant a besoin de temps, d'attention, de précautions. Idem à l'adolescence. Il faut se montrer lucide et savoir si, jusqu'à son dernier souffle, on aimera s'inscrire dans cette logique d'accompagnement qui, dans l'idéal, se veut indéfectible et inconditionnel. Ces adultes croient au plus profond d'eux-mêmes que la maternité ou la pater-

---

1. Rapport de la défenseure des enfants du comité de suivi de la Convention internationale relative aux droits de l'enfant, novembre 2003. Accessible sur Internet : http://www.defenseurdesenfants.fr/pdf/rapport complet.pdf.

nité ne doivent pas répondre à la pulsion d'un moment d'amour, que ce n'est ni une expérience ni une philosophie de vie. C'est d'abord et avant tout un devoir que l'on s'impose en toute liberté et dont les répercussions dépassent largement le cercle privé. Soit on assume, soit on s'abstient.

Quand les femmes se transforment en gestionnaires domestiques et qu'elles consentent à être sincères, vous apprenez qu'elles ne sont finalement pas si heureuses que cela de la façon dont elles sont présentes auprès de leurs enfants. Depuis une trentaine d'années, aucune étude n'a fait date, établissant un lien direct entre travail ou non-travail de la mère et équilibre psychologique de l'enfant. L'argument du temps de qualité au regard de la quantité d'heures fait surface quand le débat s'ouvre à nouveau. Cependant, si des solutions idéales s'offraient de combiner reconnaissance sociale, maternité épanouie, gestion du temps plus équilibrée et vie amoureuse moins vampirisée, tout le monde y trouverait son compte.

Du côté des entreprises

C'est aussi du côté des entreprises qu'il faut se tourner pour favoriser ce que Francine Descarries et Christine Corbeil appellent l'« articulation famille/travail » plutôt que la conciliation[1]. Pour-

---

1. Descarries, F., et Corbeil, C., « Articulation famille/travail : quelles réalités se cachent derrière la formule ? », dans *Espaces et temps de la maternité, op. cit.*

quoi cette nuance sémantique ? Certainement pas pour « faire style », comme disent les ados ! C'est bien davantage pour montrer qu'il s'agit de revoir collectivement notre copie dans le sens d'un réaménagement global du système. En effet, les auteures insistent sur la nécessité d'une « restructuration du marché du travail et d'une mutation de la culture organisationnelle ». En résumé, retenons qu'en complément des volontés politiques, les milieux professionnels devraient s'adapter davantage à la culture de la famille et non l'inverse. J'aurais tendance à ajouter à ces deux univers le monde de l'éducation. Lui aussi devrait regarder du côté des parents qui travaillent, pour proposer des horaires, des emplois du temps et des activités pédagogiques plus en phase avec leurs impératifs. Les enfants y gagneraient en confort de vie et en sérénité.

On dit aux mères de déléguer : formidable, mais comment y consentir en toute confiance, aussi bien à la maison où la contribution de Jules est souvent aléatoire que dans une structure de garde par trop rigide ? « Faire des enfants pour faire des enfants ? Déjà trop de petits sont éduqués par des éducatrices en garderie et ne voient leurs parents que trois ou quatre heures par jour, alors que ceux-ci sont fatigués », dit Gabrielle, secrétaire de direction. Hélène Vecchiali s'émeut également du problème : « Aujourd'hui, face au choix femme/mère, beaucoup de mamans, à l'exception bien sûr des salariées qui sont dans l'obligation vitale de ramener une paie à la maison, croient pouvoir opter pour le rôle de "travailleuses" (comme dirait Arlette Laguiller) plutôt que pour celui de mamans. Il est scandaleux de nous laisser seules face à ces choix. Et comme les hommes prennent peu le relais, nous cumulons, avec les tiraillements et la culpabilité que l'on sait, les deux fonctions : femme ET mère. Mais quelle mère : les enfants doivent s'adapter aux crèches, nounous, centres aérés, trajets divers et surtout à des "dépêche-toi" permanents. Pourtant, institutrices, pédiatres, psychologues, etc., nous alertent régulièrement en signalant combien, sauf quelques surprenantes exceptions, ils repèrent presque à l'œil nu l'enfant épanoui et confiant car élevé "au grain" et "sous la mère" de celui inquiet, speedé par ses parents [...]. Mais qui oserait, en 2007, s'insurger contre cette désertion maternante sans avoir peur de se faire traiter de réactionnaire[1] ? »

Plusieurs salariées d'entreprises de tailles diverses concluent à peu près toutes en ces termes : « Dès qu'une femme a eu des enfants, deux possibilités : soit elle est *placardisée* plus ou moins subtilement, soit on lui en demande cent fois plus qu'à un homme pour prouver qu'elle est une femme de carrière, ambitieuse, responsable, engagée dans la boîte, organisée, etc. Est-ce que l'on fait subir la même mécanique à un homme ? » Cela dit en passant, rappelons que ce n'est pas nécessaire-

---

1. Vecchiali, H., *Ainsi soient-ils...*, *op. cit.*

ment pour faire carrière que l'on ne veut pas devenir parent.

J'ai le souvenir d'un entretien d'embauche à une époque où je voulais m'essayer à la vie de salariée après des années à la pige. On me demandait si j'avais des enfants et je répondis par la négative, sans omettre de préciser que ça ne changerait guère puisque c'était une détermination personnelle et fort ancienne. Certes, j'obtins finalement cet emploi, mais j'appris plus tard avoir été la cible de bien des conjectures. Ces messieurs... et dames n'avaient pas manqué de débattre sur mon « profil » étrange puisque sans progéniture à dessein. Bilan, si nous avons des enfants, nous allons être moins « pratiques » pour l'employeur, et, si nous n'en avons pas, nous sommes limite suspectes... Si ce dilemme n'est pas cornélien, je reprends tous mes classiques ! D'ailleurs, dans d'autres circonstances encore, j'ai entendu une consultante en ressources humaines conseiller aux femmes auxquelles on demande si elles pensent avoir des enfants de répondre que, certes, c'est du domaine de la vie privée, mais que, de toute façon, une maternité, ça se gère, voire ça se prévoit. Attention, bébé, tu n'es pas encore incarné que tu es déjà avisé : ne pas déranger. Exister, mais ne pas desservir des intérêts subtilement partagés. Si tu y trouves ton compte, tant mieux. Dans le cas inverse, tu t'adapteras. Te laisse-t-on vraiment le choix ?

Et que dire de la jalousie des collègues féminines ? Avec chic, à fleurets mouchetés, plusieurs femmes suscitent les réflexions acerbes de mères au travail. En général, elles font valoir qu'elles bossent aussi, qu'elles accumulent les performances aussi, qu'elles gèrent leur stress aussi, qu'elles sont fatiguées aussi et que pour autant elles ont des enfants, elles. Eh bien, tant mieux si cette vie de marathonienne leur convient. D'autres reconnaissent qu'après leur journée, elles ont à peine le courage de se préparer une salade ou un plat de pâtes.

Les femmes ne sont pas prêtes à renoncer à l'égalité qu'elles ont gagnée en principe, ni à l'autonomie que leur assure leur travail professionnel. La subtilité repose sur l'aménagement des priorités tant individuelles que collectives.

Ce brassage d'idées et de revendications plus ou moins appuyées chez les femmes ne va pas sans susciter chez les hommes de nouveaux questionnements. Tout cela ne peut être que positif à terme et porteur d'espoir. Quel progrès, en effet, quand on sait que, malheureusement, des femmes de par le monde sont encore à des années-lumière d'oser même imaginer le soupçon du dixième de tout cela. Prenons le continent indien. Certains États n'aiment pas les femmes. C'est pourquoi, chaque année, des milliers de mères avortent ou tuent leurs enfants quand ce sont des filles... Et encore, je vous épargne mon couplet sur les mutilations dont bien des jeunes filles font encore l'objet en Afrique, notamment. Bien sûr, allusion faite à l'excision, mais, plus récemment encore, à une pratique que les médias ont réussi à dévoiler : le repassage des seins à coups de galets brûlants ou de spatules. Objectif : écraser les seins pointant à peine des pubères, histoire de ne pas attirer la convoitise des hommes, incapables, évidemment, de résister à leurs pulsions primaires. Nous ne couvrirons pas l'ensemble de la planète ici, mais il existe d'autres cieux encore où il ne fait décidément pas bon être femme. Les mouvances féministes ont encore un long chemin devant elles.

Un nouveau souffle du discours féministe

Le grand mérite de la lutte de nos aînées (j'avoue qu'étant née en 1961 j'en profite davantage que je n'y ai contribué au cours des chaudes années 1970) est de nous avoir permis d'étudier, d'exister comme citoyennes, de prêcher une forme d'égalité avec nos amis les hommes. Nous avons la faculté de nous servir de nos neurones autrement que pour lire le mode d'emploi de l'aspirateur ou du batteur-mixeur. Profitons-en pour nous frayer un chemin dans les arcanes où se prennent les décisions. Toujours et encore plus. Il s'agit de promouvoir de nouvelles façons de penser.

La sociologue québécoise, Francine Descarries, et Christine Corbeil, professeur à l'École du travail social de l'université du Québec à Montréal et directrice de l'Institut de recherches et d'études féministes, posent les jalons de la problématique : « L'intensification de la participation des femmes à la population active depuis les années 1960 est reconnue comme l'un des plus importants changements structurels ayant affecté la dynamique et la configuration des sphères sociales, tant familiale que professionnelle[1]. » Elles précisent, en chiffrant le phénomène : il y a à peine trente ans, 70 % des mères âgées de vingt à quarante-quatre ans et ayant au moins un enfant de moins de seize ans demeuraient au foyer. Selon le recensement de 1996, 60 % des mères canadiennes ayant au moins un enfant âgé de moins de six ans travaillaient. Statistiques Canada affirme qu'elles seraient 78 % aujourd'hui. Les raisons à cela tiennent aux transformations apparues depuis le début des années 1980, notamment aux « modes de consommation, à la diminution du pouvoir d'achat, à l'apparition d'une économie familiale fondée sur le double salaire, de même qu'à la centralité du travail salarié comme facteur d'autonomie et de citoyenneté ». Ajoutons-y le déclin du pouvoir religieux, du moins du pouvoir de l'Église sur nos vies. En effet, le modèle que celle-ci nous proposait a volé en éclats au bénéfice d'un hédonisme incontestable et incompatible avec une vie de famille intensive. Libre à chacun d'apprécier ou de dénigrer ce rééquilibrage : en tout état de cause, il influe sur nos comportements. Il en va différemment d'autres confessions qui continuent de faire

---

1. Descarries, F., et Corbeil, C., « Articulation famille/travail, quelles réalités se cachent derrière la formule ? », dans *Espaces et temps de la maternité*, *op. cit.*

du religieux un axe fondateur de leurs ambitions. C'est une autre histoire, et la sagesse suggère de ne pas polémiquer ici davantage. Chacun saura retrouver dans ces lignes, et surtout entre celles-ci, ce qui lui plaît de saisir de notre liberté intrinsèque.

MERCI aux féministes dont le militantisme passé et présent continue de rejaillir sur notre qualité de vie citoyenne. Toutefois, la société a changé et le discours féministe aussi. Il ne suffit plus de tarauder les pouvoirs publics dont les politiques familiales sont en bout de course. La France ne compte que 12,2 % de femmes au sein de l'Assemblée nationale. Ceci explique peut-être cela... Ce pourcentage désastreux la place au vingtième rang dans l'Union européenne... Un classement qui aide peut-être aussi à comprendre le caractère relativement peu attractif des politiques familiales dans l'Hexagone et la faible écoute accordée aux inégalités dont les femmes sont victimes dans le monde du travail.

Pour autant, un retour à la maison serait rétrograde à souhait, et personne n'y gagnerait. Pas plus le marché de l'emploi privé de ressources que les enfants affublés de mères frustrées d'être trop mal perçues, ni que ces femmes, précisément, renvoyées un siècle en arrière ou pas loin. En dépit de certains courants ultraconservateurs qui verraient la chose d'un très bon œil, nous sommes sorties de nos cuisines et n'avons plus l'intention d'y retourner sous la contrainte ou l'espoir d'une aumône du Prince. À se demander si ce changement face à la procréation est une régression ou un progrès. Épineux et polémique, le sujet est assez crucial pour avoir mérité de faire l'objet d'un colloque « Gynécologie Psychologie V » (GYPSY V) à Paris en 2005. Psys, historiens, écrivains, philosophes, sociologues, féministes, ils étaient tous là, et l'on retrouve leurs textes dans un livre, *Rêves de femmes*[1]. L'écrivain, mais aussi psychanalyste et mère, Julia Kristeva prit notamment la parole et c'est à ces trois titres qu'elle a voulu s'attarder sur la question de la « passion maternelle et son sens aujourd'hui ». Selon cette oratrice de marque, « à braquer tous les projecteurs sur la biologie et le social, mais aussi sur la liberté sexuelle et la parité, nous sommes la première civilisation qui manque de discours sur la complexité de la vocation maternelle ».

« Après trente ans de féminisme, la maternité est un facteur majeur d'inégalités, entre les sexes et entre les femmes. Quatre-vingts pour cent des femmes souhaitent être mères, elles limitent leurs ambitions professionnelles ou politiques pour faire face à leurs obligations maternelles », avance l'historienne Yvonne Knibiehler. La réponse des pouvoirs publics au registre de la conciliation travail/famille est insuffisante. Pour autant, être indépendante n'est pas évident. Valérie, à la mi-quarantaine, sans enfants et travaillant dans une compagnie aérienne, le confirme : « C'est une remise en question permanente. Il faut toujours

---

1. Frydman, R., et Flis-Trèves, M. (sous la direction de), *Rêves de femmes*, Odile Jacob, Paris, 2005.

se cadrer et se recadrer, ne pas tomber dans le laisser-aller et utiliser son temps au mieux pour les autres et pour soi. Mais je sais aussi qu'il y a bien des avantages et que bien des femmes m'envieraient et aimeraient être à ma place. »

Le marché du travail continue de porter un regard différent sur les hommes et sur les mères. « Mère » et non pas « femme », car c'est d'abord ce que l'employeur voit en nous : une mère potentielle avec congés à la clé ou une mère confirmée avec absences probables quand Louis aura une gastro ou que Sarah se fera extraire une dent. Passons sous silence les réunions de parents d'élèves qui écourteront la journée deux ou trois fois dans l'année ou la rubéole de Paul, à moins qu'il ne s'agisse d'une grève du personnel de garde ou, en toute bonne foi, de la grippe de la nounou attitrée. « Le fait d'avoir des enfants joue en sens inverse pour les hommes et pour les femmes », souligne à juste titre Michèle Ferrand[1]. Amusons-nous un peu en pointant le bout de notre lorgnette : un homme qui va chercher son fils à la garderie est un héros ; une femme, c'est banal et, parfois même, signe d'une candidate sans ambition. Un homme qui se soustrait exceptionnellement à son « codir » (comprenez « comité de direction ») parce que l'école vient d'appeler pour que l'on vienne chercher l'enfant qui a très mal au ventre est tout de suite l'objet d'une admiration inconditionnelle. C'est à peine si le journal

---

1. Ferrand, M., *Féminin, Masculin, op. cit.*

interne ne lui décerne pas la palme ! Mieux même, on le plaint dans les couloirs ou au détour d'un ascenseur : « Mais que fait donc sa femme ? » Quand, pour un homme, s'occuper de son enfant est attendrissant et responsable, pour une femme, c'est juste normal, voire contre-productif selon la culture de la boîte !

« En intégrant la maternité, enfin, le féminisme renouvelle ses revendications d'égalité en évitant ses pièges d'uniformisation et d'asservissement au modèle masculin, pour s'assurer de nouvelles bases plus globales, plus universelles, plus révolutionnaires », écrit l'anthropologue Paule Brière[1]. Avouons-le, rejeter l'expérience de la maternité procède pour nombre de femmes d'un déséquilibre insoluble entre les idéaux associés à la fonction maternelle quand elle nous est présentée sous ses meilleurs atours et le pratico-pratique bien terre à terre lié à l'éducation des enfants.

À la rigueur, l'idée abstraite d'être mère pourrait bien sourire à des femmes persuadées qu'elles vivent mieux sans enfants. Être un modèle à suivre, apporter tout son amour, accorder toute sa confiance, voir la personnalité s'affirmer, conjuguer la connivence à tous les temps, prendre photo sur photo pour se constituer des souvenirs... c'est beau. Mais elles n'oublient pas les dangers de la « chronophagie » (lire : se faire

---

1. Brière, P., « La pensée féministe sur la maternité », dans Daudurand, R., *Couples et parents des années quatre-vingt*, Québec, IQRC, 1987.

dévorer par le temps autant qu'il vous dévore goulûment), les tensions possibles au sein du couple quant à la répartition des tâches, les inévitables divergences avec les enfants... Alors, elles rangent dans un livre enluminé les concepts généreux et vertueux associés à la maternité pour garder les pieds sur terre. Elles rament ainsi à contre-courant dans notre société très « bébécentrique ».

L'important n'est pas de cloisonner le temps pour y faire entrer tout ce que les convenances suggèrent fortement d'y intégrer, mais de se percevoir dans le temps et d'observer. Que faisons-nous de nous ? Comment nous positionnons-nous dans ce minutage ? Quelle utilisation estimons-nous pertinente ? Est-ce de maximiser les heures ? De laisser au contraire des respirations sur le fil de l'horloge ? Pour reprendre une expression de François Delivré[1] : « On ne gère pas son temps, on se gère soi-même dans le temps. » Or, notre rapport au temps est le reflet de notre personnalité. Les gens n'ayant pas éprouvé le besoin ou l'envie d'avoir des enfants n'éprouvent pas davantage la nécessité de s'inscrire dans un continuum générationnel. Ils jouissent d'une vie dont eux seuls définissent les contours et, s'ils ont le goût de se sentir reconnus à quelque égard que ce soit, ils savent comment s'y prendre via leurs engagements extraprofessionnels ou leur fonction dans la vie active. Leur éventuelle capacité de procréer n'est pas, pour eux, considérée comme un indice de reconnaissance.

---

1. Delivré, F., *Question de temps*, op. cit.

4
La circonspection du passeur

La famille reste un lieu de mémoire et de transmission. Mais de quelle famille parle-t-on ? Celle monoparentale, souvent fragile et obligée de tirer le diable par la queue ? Celle éclatée, en quête de repères ? Celle recomposée au sein de laquelle les liens s'entremêlent plus ou moins harmonieusement ? Celle classique où l'on se marie et où l'on a des enfants comme dans les contes de fées ? Celle où « papa » et « maman » sont du même sexe ? Celle où papa et maman ne sont qu'une seule et même personne ? Finalement, de toutes ces familles à la fois ! Les forces du passé se conjuguent au présent quand elles se rappellent diligemment à notre « bon » souvenir. La confrontation des schémas se traduit en une mosaïque de valeurs qui, un peu comme un grand éventail, brasse de l'air, crée le mouvement. Il en sortira toujours quelque chose. Harmonieuse ou dissonante, la lignée familiale affecte la qualité de la relation parents-enfants quand sonne l'heure de la transmission. L'enfant vient réveiller les multiples dimensions de la destinée familiale. Et c'est précisément parce qu'elle prend des allures très diversifiées que se pose en des termes nouveaux la question de la transmission entendue comme une composante de notre quête de sens et de vérité intergénérationnelle.

Laisser une trace de son passage sur terre se concrétise par une série d'actes qui marqueront modestement l'histoire d'autrui ou, au contraire, feront date à grande échelle. À chacun sa part d'éternité... L'enfant nous rappelle les deux grandes balises de notre destin : naissance et décès. Que lui transmettre alors d'essentiel ? Eh bien, tout ce qui se passe entre le point d'arrivée et le moment du départ ! Si j'avais été mère, je suis certaine que le plus important à mes yeux aurait été d'assurer à chacun de mes enfants qu'il avait été désiré, voulu et aimé pour lui-même et non comme un faire-valoir. J'aurais aussi été sans doute persuasive quant au slogan « La vie est belle ».

Mais je n'ai jamais cru à l'audace d'une pareille conviction. Je ne pourrai jamais défendre ce qui représente pour moi une contradiction cardinale : trouver la vie dure tout en la donnant par amour. Pour moi, cela revient à imposer un cadeau dont je ne suis pas certaine qu'il va plaire. La transmission peut-elle se limiter à insuffler la vision d'une conjugaison gagnante entre plaisir et maternité, plaisir et paternité, épanouissement affectif et parentalité, réussite sociale et transmission patrimoniale, réalisation de soi et don inconditionnel, soutien familial et solidarité sociale ?

La transmission serait-elle alors un motif de reproduction comme au temps des grandes familles ou des empires industriels du XIXᵉ siècle ? Reproduction n'est d'ailleurs pas, à mon avis, le terme le plus approprié même s'il est le plus courant. Je pencherai plutôt en faveur d'une expression comme « donner la vie » car, sauf clonage, un couple qui fait des enfants se prolonge par eux, marque par un souvenir vivant son passage sur terre, mais ne se reproduit pas telle une photocopieuse « reproduisant » un document ! Et si je reviens sur l'expression « donner la vie », c'est aussi parce qu'elle suggère l'irréversibilité du geste. On ne plaisante pas avec la vie. On peut, heureusement, plaisanter dans la vie, mais de la vie, rien n'est moins sûr. Le mot à lui seul apporte déjà sa mesure de solennité « Ce n'est en tout cas pas universel, ni un gage de réalisation de soi », souligne le psychologue Georges-Henri Arenstein. On ne fait pas des enfants avec, déjà, l'idée de transmettre. On procrée et, la vie faisant, on prend conscience qu'effectivement on transmet à la génération future. Le sociologue et psychologue Paul Yonnet observe : « Aujourd'hui, sexualité, conjugalité et parentalité tendent à vivre des histoires séparées[1]. » Assurer la survie de l'espèce n'est certainement pas la préoccupa-

---

1. Yonnet, P., « Mariage, une nouvelle passion », *L'Express*, 21 juin 2004.

tion première qui motive le jeune adulte à se lever le matin. Au néolithique sûrement, dans l'inconscient collectif toujours, mais cette vérité connaît des exceptions plus contemporaines. « Je n'ai jamais voulu d'enfant. Je ne sens pas le besoin de prolonger la lignée », confirme cet artisan de quarante-cinq ans environ, heureux professionnellement et dans sa vie sentimentale.

Les gens sans progéniture millésimée cent pour cent pur ADN ne forment pas des familles au sens traditionnel du terme. Sont-ils pour autant des électrons libres qui repartiront de ce bas monde sans avoir rien transmis aux générations futures sur un plan individuel ? Que peut-il alors se passer dans la vie des gens sans enfants ? À mon avis, ils participent de ce « nouvel esprit de famille[1] » fait d'un ajustement des cultures, d'un choc de celles-ci parfois, de l'émergence de nouvelles solidarités familiales. Il se trouvera toujours sur la route d'un « sans enfants » un neveu, une nièce, un beau-fils, une belle-fille, un filleul ou une filleule ou, encore, des enfants, tout simplement, pour lesquels il « compte » et auprès desquels cet adulte, sans être parent, aura quand même le bonheur et la responsabilité de faire acte de transmission. Nous sommes un peu comme des passeurs qui s'autorisent, avec la prudence requise, à aider les plus jeunes à grandir, à

---

1. Attias-Donfut, C., Lapierre, N., Segalen, L., *Le Nouvel Esprit de famille*, Paris, Odile Jacob, 2002.

se connaître, à trouver leur place dans la vie, voire à y percevoir une finalité.

Cela dit, transmettre, oui, mais transmettre quoi ? Des biens matériels, certes, mais encore ? Des expériences, des valeurs morales, religieuses... À ces traces s'ajouteront une culture, une pratique, des repères dans la vie, des bribes d'éducation, des connaissances. Tout ce qui peut contribuer à la construction de l'identité de l'enfant jusqu'à son autonomie. Vous voyez, même nous, si nous le voulons, nous avons du pain sur la planche ! À côté de ces grands mots un peu désincarnés tels quels dans une énumération, et qui laissent prendre la mesure des enjeux intellectuels, voire spirituels associés à la notion de transmission, coexistent une foule de petits souvenirs, de petites habitudes, de petits rendez-vous que l'on partage avec des enfants ou des jeunes. Tous participeront aussi de ce que notre présence à leur côté pourra leur laisser en héritage. Une recette de gâteau au chocolat, un sentiment fort lors d'un voyage, des habitudes de vie. Tout ce qui fait, par exemple, que mes belles-filles garderont en mémoire des « Émilie faisait toujours comme ça » ou des « Émilie nous a toujours dit que ». Elles s'inscriront dans la continuité si elles le veulent, elles prendront leurs distances par rapport à des idées ou à des façons de faire qui les auront prodigieusement agacées des années durant, mais de tout cela elles seront empreintes. À ma manière j'aurai transmis. Et ce qui est vrai de ces deux jeunes personnes l'est aussi d'autres jeunes filles de mon entourage que j'ai choisi d'aimer ou qui ont choisi de me faire confiance. En fait, en répondant même intuitivement – surtout intuitivement – à la question : « Qu'attends-tu de moi ? », je mets en forme ce que l'autre est à même de consigner dans son carnet de bord. En ce sens, le processus de transmission est très différent de celui, plus automatique, dicté par des liens biologiques. On attendra d'un père qu'il transmette ceci et cela, d'une mère, cet autre ceci et cet autre cela, d'une sœur aînée encore autre chose, etc. Quel « ceci » ou quel « cela » ? Impossible de vous répondre car chaque famille possède son histoire, est détentrice de ses secrets, de ses traditions et chacun répond donc à sa façon. En revanche, le concept s'applique invariablement. Cela nous plonge dans le domaine de l'intime, là où se forgent l'estime de soi, la conscience de soi et la confiance en soi.

La question de la transmission revêt différentes formes et fait appel à différents mécanismes selon ce qu'il est question de transmettre, symbolique ou réel. En revanche, on observe toujours un point commun dans la démarche : elle sous-tend une idée d'engagement. Comme si le passeur que nous sommes se sentait investi d'une mission. C'est pourquoi il est souvent plus délicat pour nous de nous engager dans une telle démarche que pour les parents qui, *de facto*, ont déjà un cahier des charges à respecter à la seconde même où M. Spermatozoïde a décidé de fricoter avec Mme Ovule !

Parfums d'enfance

Le désir ou le non-désir d'enfant trouve largement son origine dans notre propre enfance en fonction de l'éducation que nous avons reçue, des injonctions parentales qui nous ont marquées, de celles que nous avons choisi d'évacuer et de notre tempérament. L'expérience montre que c'est souvent de ce côté-là que l'on trouve des éléments d'explication au choix que font certains de ne pas avoir d'enfant. Logique, alors que l'histoire familiale pèse largement dans la balance quand vient le moment de se prononcer sur un projet parental. Quand des femmes s'inscriront dans la droite ligne de leur mère, quand des hommes calqueront leurs pas sur ceux de leur père, d'autres, au contraire, mettront tout en œuvre pour ne surtout pas reproduire un modèle trop affreux ou, au contraire, si parfait qu'ils se sentent incapables d'être à la hauteur à leur tour. Fréquemment, le modèle du couple de ses propres parents contribue à expliquer l'absence d'envie. Qu'il ait été très fusionnel ou, au contraire, très éclaté, qu'il ait reflété le bonheur parfait ou, au contraire, qu'il se soit fait l'écho de déchirements incessants, ce modèle pèse sur la décision. Poussées par une valorisation de l'autonomie personnelle, des femmes sont prêtes à tout plutôt que de se soumettre au diktat de la biologie de leur corps. Certaines expliquent cela en soutenant agir en réaction à un passé, d'autres pensent agir non pas « contre des antécédents », mais simplement pour elles, s'appropriant leur destin sans le moindre scrupule. Des femmes se souviennent que leur mère leur a transmis des valeurs disons « progressistes » pour l'époque et qu'elles s'en sont saisies. Ainsi Mimi, cinquante-sept ans, qui travaille dans les relations publiques : « Ma mère m'a toujours dit de faire ce qui me tentait. Mariage ou pas, enfant ou pas. Déjà, vers quatorze ans, c'était clair que je n'aurais pas d'enfant. Je n'ai jamais eu cette fibre. Et lâchez-moi avec l'homme de ma vie ! » Cela dit, elle l'a quand même rencontré et s'est mariée à cinquante ans. Mais jamais de regret de n'avoir pas eu d'enfant. Elle a même dû batailler ferme pour obtenir, jeune, une ligature des trompes. Quasiment treize ans pour que le corps médical y consente...

L'impact de blessures de l'enfance peut pousser un adulte à mettre de côté son désir de peur de transmettre plus tard à un enfant ces pensées polluantes, ces croyances limitantes, à l'instar de Marie, rédactrice d'une petite quarantaine d'années qui conserve de mauvais souvenirs de son enfance. « C'est surtout à cause de mes petits camarades enfants que j'étais malheureuse. J'ai détesté être une enfant, et plus je m'éloigne de l'enfance, mieux je me porte ! Dans mon esprit, ce n'est pas drôle d'être un enfant. »

Les souvenirs de jeunesse nous jouent donc des tours. « Engendrer, c'est aussi prendre le risque de se souvenir. En effet, que la problématique ait été ou non formulée lors de la décision d'avoir un enfant, l'arrivée de celui-ci confrontera toujours, à un moment ou à un autre, chaque parent à l'identification à son parent de même sexe d'une part, à l'enfant qu'il a été d'autre part[1]. » Les gens qui ont fait le choix de ne pas concevoir d'héritiers peuvent tout à fait se reconnaître dans cette assertion. Ma vie n'ayant fait que s'améliorer au fur et à mesure que je vieillissais, je ne parle pas de grandir, c'était encore pénible, je sais par exemple qu'avoir un enfant m'aurait effectivement replongée dans ma propre enfance et, sincèrement, si je peux éviter les retours en arrière, c'est avec plaisir. Les moments longs et intenses de travail personnel pour solder les comptes chez un psy m'ont suffi. L'identification porte sur la personne de notre passé dont l'on ne veut plus être dépositaire, elle porte aussi sur des situations que l'on ne veut pas prendre le risque de vivre à nouveau. Ainsi, une femme que j'ai interviewée dans le cadre de cette enquête me disait garder un souvenir si affligeant du décès de son père et des conséquences fâcheuses de sa disparition qu'elle avait résolu de ne jamais devenir mère pour ne pas, le cas échéant, devoir élever seule son enfant. La perte d'un être cher peut engendrer, parfois, des décisions prises pour se protéger de cette douleur potentielle.

Autre cas de figure avec l'animatrice et pro-

---

1. Selz, M., « Engendrer ou non », dans Vaillant, M., *Encyclopédie de la vie de famille*, Paris, La Martinière, 2004.

ductrice Mireille Dumas. Elle confiait à la revue *L'Autre*[1] : « Je crois que j'ai grandi avec une peur énorme d'être attachée viscéralement à quelqu'un et que, tout à coup, ce soit rompu. Une peur viscérale à devenir folle de cette séparation, de cette douleur. Le lien du cordon ombilical, il n'est pas fait pour moi. » Sollicitée autour du sujet, elle déclarait encore[2] : « Je n'ai jamais ressenti cette nécessité de me prolonger [...]. Depuis toujours je suis enceinte d'un *non-désir* d'enfant qui n'a fait que se confirmer. Et qui va de pair avec une vraie adoration pour les enfants [...]. Je préfère transmettre. Je crois plus en l'éducation qu'en la génétique. »

Tout exemple exigeant un contre-exemple, je me dois de parler de ces personnes qui, au contraire, ont subi leur enfance et, presque par vengeance, décident, eux, de « faire famille », si je puis dire. Le pari est de prouver que la famille, c'est bien, c'est beau, ça marche. Et j'en connais pour qui la projection s'est avérée. Aux yeux des plus réservés, ils passent pour de sacrés audacieux. « Si ça n'avait pas fonctionné, que seraient-ils devenus ? » Prudents s'abstenir...

En s'attardant sur les génogrammes familiaux, tout devient intelligible et limpide. Ces représentations graphiques d'une famille mettent en évidence des liens, des événements marquants et

---

1. Revue *L'Autre*, art. cit.
2. Krémer, P., « Ils sont heureux sans enfants », *Le Monde 2*, 17 décembre 2005.

beaucoup d'autres informations de nature à faire apparaître des données psychosociales importantes dans la connaissance de soi, et de soi en relation avec tout le système familial. Celles et ceux qui ont participé à des stages de thérapie par la « constellation familiale » (développée par Bert Hellinger, cette méthode s'appuie sur la mise au jour de la conscience collective familiale) ont très probablement ressenti et compris à quel point rien n'est neutre dans nos choix quels qu'ils soient. C'est du côté des fardeaux du passé qu'il faut aller voir, ce que le créateur de cette approche, l'Allemand Bert Hellinger, répète à l'envi.

La hantise de l'hérédité

Le passé traîne à ses basques non seulement les sillons de notre enfance et de notre jeunesse, mais un patrimoine héréditaire plus ou moins lourd à assumer. Hérédité du sang, bien entendu, hérédité du caractère aussi, parfois. Qui n'a pas déjà entendu un parent dire : « Tu as vraiment le caractère de ton père », ou : « Ça, c'est ma belle-mère tout craché ! » S'aimer au point de faire un enfant, fruit d'un amour extraordinaire, exceptionnel et tout et tout, quel lyrisme ! Sauf que l'idée qu'un enfant puisse avoir le caractère de sa grand-mère (de son grand-père)... Permettez-moi ce petit clin d'œil à Sacha Guitry : lors d'un dîner, une très jolie jeune femme se retrouve assise à côté du maître. Elle lui explique combien il serait fabuleux qu'ils fassent un enfant ensemble, il aurait l'intelligence du grand homme et la beauté dont elle peut se flatter. Et Guitry de répondre : « Certes, mais imaginez que ce soit le contraire ! » Délicieux, non ?

Plus prosaïquement, Frédérique, proche de la cinquantaine, raconte : « Ma grand-mère paternelle était assez tordue. Si mon enfant avait eu son caractère, je l'aurais assassiné ! » Cette hantise en motive plus d'un à ne pas prendre le risque, peu enclins à se précipiter, quelques années plus tard, dans le cabinet d'un « réparateur de l'enfant », comme dit le célèbre pédiatre Aldo Naouri ! Des femmes aussi estiment que leurs mères les aimaient pour elles-mêmes, pour leur propre fierté et qu'elles ont trop peur de suivre des traces inadéquates malgré tous les efforts qu'elles soutiendraient en vue du contraire. On peut également aller chercher dans le caractère autodestructeur d'un de ses géniteurs pour freiner quelque ardeur que ce soit dès lors qu'elle tient bon malgré une thérapie crédible.

Sans aller jusqu'à des scénarios aussi extrêmes, il faut avouer que l'enfant représente une part d'inconnu, même si l'on connaît les détails de la vie et les facteurs héréditaires de l'être aimé et de ses ascendants. Sur un plan plus symbolique, avoir des enfants autorise à percevoir dans sa descendance le prolongement de sa propre jeunesse qui, inéluctablement, s'étiole. « L'enjeu de la transmission de la vie est, rappelle Monique Bydlowski, d'édifier un corps humain neuf, déjà habité d'une mémoire et promis au langage. Pourtant le nouveau-né, sujet silencieux, fera toujours surprise. Il instaure l'émergence d'une nouvelle organisation. Il est le lieu où le rêve se change en réalité[1]. » Dans certains cas, c'est un « pensez-y bien » !

Hérédité biologique, atavisme caractériel, mentionnons aussi l'hérédité sociale sur laquelle a notamment réfléchi le sociologue américain Pitirim Sorokin. Ces facteurs psychosociaux du développement effraient certains au point qu'ils rejettent le modèle familial. Par la mobilité sociale, il s'agit de s'écarter du « tel père, tel fils », de faire faire un pas de côté au destin pour briser l'enfermement dans un certain milieu socioprofessionnel.

Nous sommes tous le produit d'une histoire dont nous tentons de nous approprier des épisodes et à partir de laquelle nous nous forgeons un mode de fonctionnement. L'ordre familial repose sur une culture commune. C'est elle dont les fragments constituent un aspect du patrimoine que l'on entend transmettre aux générations suivantes.

Les « joies » de la famille

On l'a dit, le premier incubateur où les adultes vont jouer leur rôle de courroie de transmission, c'est la famille. Alors, accordons la parole à la génération qui en forme le socle, les grands-

---

1. Bydlowski, M., « Avoir un enfant ou pas », dans Vaillant, M., *Encyclopédie de la vie de famille, op. cit.*

parents. Ils s'inquiètent plus souvent que les bonnes manières ne le laissent paraître. Dès lors qu'ils sont assurés de l'anonymat, ils se libèrent en confiant être plus préoccupés qu'heureux quand ils apprennent une naissance attendue chez leur fille ou leur fils. Bien entendu, la venue de bébés attendrit les cœurs, mais les esprits s'inquiètent. Leurs enfants auront-ils les moyens de les élever correctement ? Leur situation sera-t-elle assez stable pour y parvenir ? Leur équilibre affectif aussi ? Auront-ils, le cas échéant, les ressources pour leur venir en aide ? Ces aînés conviennent du fait que pouponner est un ravissement, mais que c'est égoïste de penser ainsi, avec « la vie que mènent les jeunes aujourd'hui ». Une sexagénaire m'avoue que, pour elle, si c'était à refaire, « elle ne ferait pas d'enfants ». Raisons invoquées ? La difficulté qu'elle a connue du point de vue matériel, la maîtrise travail/famille et, aujourd'hui, la solitude qui la taraude malgré tout l'amour et le temps qu'elle leur a donnés. « On ne vit plus dans les mêmes villes ni dans les mêmes maisons, comme autrefois. Je comprends, mais c'est bien dommage. Et puis, je pourrais me rendre utile, tandis que là... » Une jeune grand-mère à la toute fin de la cinquantaine admet qu'elle aurait bien aimé souffler un peu et ne pas prendre le relais pour éduquer sa petite-fille après le divorce de son fils et la disparition quasi complète de sa belle-fille. Une autre encore témoigne des tensions entre sa fille et elle parce qu'elle ne veut pas toujours garder ses petits-enfants pour dépanner.

« J'ai le droit d'avoir une vie, non ? J'ai assez donné quand ils étaient tout-petits. »

L'entraide familiale fait partie de ces valeurs que l'on voudrait bien affirmer sans zone d'ombre. On s'entraide, cela va de soi... Les plus idéalistes croient que seul le lien familial est indestructible, se distinguant en cela de la fragilité, voire de la superficialité des liens sociaux. Les gens sans enfants ne sont pas totalement convaincus du caractère « inconditionnel » de l'amour filial et de ses effets collatéraux. Sans ambiguïté, nous préférons entretenir des sentiments amicaux ou amoureux auprès de celles et de ceux que nous choisissons librement d'inclure dans notre rayon d'action. Dans une interview que le comédien Benoît Poelvoorde accordait à *Questions de femmes*, il avait le courage de répondre à la journaliste qui lui demandait s'il ne voulait pas d'enfant : « Je pense que si je n'en ai pas fait jusque-là, c'est que je n'en ferai pas ! Si je n'en ai pas ressenti le besoin, c'est qu'il y a un truc en moi qui ne veut pas. On nous éduque dans l'idée du bonheur familial avec le chien et la maison. On nous bombarde de standards sur la famille heureuse, alors qu'il n'y a jamais eu autant de traîtrise dans les familles. J'en ai ras le bol d'entendre parler de la famille ! Il n'y a pas de famille normale, ça n'existe pas[1] ! »

Nous évoquions le point de vue des grands-parents sur les projets de naissance de leurs

---

1. Aiach, L., « Benoît Poelvoorde », rubrique « L'homme du mois », *Questions de femmes*, mai 2006.

propres enfants, nous venons d'évoquer le caractère aléatoire du soutien familial, venons-en maintenant à un autre phénomène : la génération sandwich. S'investir énormément auprès de leurs propres parents devenus vieux amène des gens à refuser de se trouver, comme d'autres avant eux, dans cette génération prise en étau entre les enfants d'un côté et les aînés de l'autre. L'espérance de vie est en nette progression dans l'ensemble des pays riches, Japon, France et Espagne en tête. La moyenne dépasse les quatre-vingts ans selon l'INED. Bien sûr, nous ne pouvons que nous féliciter des progrès de la médecine et de l'amélioration de la qualité de la vie. Il n'est cependant pas interdit de regarder de l'autre côté du miroir, du côté de ce que l'on appelle pudiquement les « aidants naturels », en étant sensibles au fait que les déficits abyssaux de nos finances publiques ne permettront ni de les rétribuer à la hauteur de leur contribution ni de prendre le relais. « Je me suis occupée de ma mère même quand j'étais enfant, j'ai donné. C'était quasiment tyrannique. Maintenant je veux m'occuper de moi sans culpabiliser, m'offrir des petites gâteries et faire ce que je veux, quand je veux, comme je veux. Bien sûr, il faut toujours composer avec l'entourage ou les collègues, mais je me débrouille pour limiter », clame Lucie, la quarantaine, consultante en entreprise. Cette passerelle entre les âges incite certains jeunes quadras à refuser l'idée d'imposer à leurs enfants de s'occuper d'eux plus vieux, si tant est qu'ils y consentent. On note d'ailleurs que cette préoccupation est largement partagée par les adultes qui ont construit une famille et prennent leurs dispositions pour garantir leurs vieux jours sans espérer l'aide de leur couvée. Bien entendu, celle-ci sera toujours accueillie avec bonheur, mais chacun se persuade qu'il vaut mieux ne compter que sur soi. Ce qui fait que les gens sans enfants ont une longueur d'avance sur cette dure réalité.

Les générations précédentes affirmaient, avec les féministes : « Jamais une vie comme celle qu'a connue ma mère. » Plusieurs femmes avouent avoir été influencées dans leur choix par des commentaires de leurs mères assurant que, s'il y avait eu « les moyens d'aujourd'hui », elles auraient eu moins d'enfants, voire pas d'enfant du tout. Certains témoins très second degré m'ont dit : « J'ai tellement entendu que si je ne voulais pas d'enfant, le problème venait de ma mère (ah bon, parce que c'est un problème de ne pas vouloir d'enfant ?) que, pour avoir la paix, je penchais en général pour la plaisanterie en disant : Eh bien, justement, je ne vais pas devenir mère à mon tour si c'est pour que l'on serve le même discours à mes enfants dans trente ans ! »

« Être mère, être père, c'est avoir transmis la vie et être comptable, dans une certaine mesure, de cette transmission », écrit la sociologue française Evelyne Sullerot[1], cofondatrice du Planning familial. Effectivement... Les gens qui n'ont pas

---

1. Sullerot, E., *La Crise de la famille, op. cit.*

voulu d'enfant ne se sentent redevables de rien de cette nature. Ou, au contraire, ils s'en sentent tellement débiteurs qu'ils ne veulent surtout pas saccager cette vie en n'écoutant pas ses messages. C'est aussi une autre représentation de leur bonheur, d'une vie libre, ce qui ne veut pas dire une vie sans main tendue vers l'autre. Nous essayons d'inventer un modèle qui nous convienne, parfois en gérant d'inévitables contradictions. Une famille heureuse dans laquelle on a grandi, un amour maternel et/ou paternel irréprochable induisent auprès de certains esprits une idéalisation du lien. Il leur paraît dès lors impossible de réitérer ce type de relation qui, d'après leur souvenir et leur perception, confinait quasiment à la perfection.

La famille n'est plus perçue comme un cadre où chacun a sa place, son rôle, ses apports et ses enrichissements, mais plutôt comme une petite entreprise où l'on « gère ». Dans ces nouveaux rapports à soi et aux autres, et confortée par notre culture environnante qui privilégie le moment présent, peut-être par peur d'un avenir aux contours sinon flous, du moins angoissants, la notion de transmission se trouve revisitée. On peut se dissocier plus librement du destin commun d'une famille et, influer, en revanche, dans celui d'une famille où, au sens strict des liens du sang, nous n'avons rien à voir. Entre continuité et changement, la transmission repose sur un fragile équilibre.

Transmission et filiation

Quoi de plus symbolique derrière toute idée de filiation que le nom de famille ? Eh bien, voici un autre indice indiquant des changements sociologiques significatifs : en France où, depuis la nuit des temps, il était évident et obligatoire que l'enfant portât le nom de son père, voilà qu'il peut choisir ! Étant entendu que, dans ses langes, il n'est pas tout à fait en mesure de prendre une décision éclairée, la responsabilité en revient aux parents. Une décision loin d'être neutre. Cette loi de janvier 2005 est donc très controversée. Ses défenseurs estiment qu'elle met fin à une domination masculine. Ses détracteurs identifient en elle une source de conflits dans les foyers. Par ailleurs, elle priverait les pères de leur première responsabilité paternelle qui consistait à transmettre son nom. Quand on dit, à d'autres tribunes, que les pères démissionnent, se retirent trop de l'engagement parental, voilà qui n'est pas fait pour aider !

Transmission et filiation vont de pair et suscitent des interrogations très actuelles en raison, notamment, des progrès de la science. Entre la mère porteuse, le père biologique, le parent adoptif, le donneur, etc., on en vient à se demander qui doit être considéré comme LA mère ou LE père. « Aucun spécialiste ne peut dire, d'un point de vue éthique, ce qui fait une mère. Le lien génétique avec son enfant, le lien utérin, le lien social ou simplement le désir qui a précédé son arrivée ? » rappelait récemment Geneviève Delaisi de Parseval dans une émission de télévision dont le thème était « jusqu'où aller pour avoir un enfant ». Cela me fait penser aux incohérences soulevées parfois par la géopolitique : au terme de conflits, les gouvernements dessinent des frontières à grand renfort de prétextes historiques et, surtout, au regard d'intérêts économiques et politiques. En contrepartie, qu'en est-il de l'enracinement ethnique et culturel des peuples ? Il ne faut pas s'étonner que des foyers de conflits surgissent à l'issue de ces partages arbitraires. On ne peut pas éternellement vivre à contrecœur.

« Chaque famille, chaque système témoigne d'attentes spécifiques, construites au fil des générations[1] », écrit la psychiatre, thérapeute familiale et psychanalyste Sylvie Angel. Elle ajoute que celle-ci « se révèle apte à donner le jour à des schémas de compréhension riches, en prise avec les spécificités de chaque histoire ».

Les gens sans enfants bousculent, effectivement, l'ordre des générations. L'argument voulant qu'un enfant est la prolongation de soi tient la route, certes. Encore faut-il vouloir se prolonger ! Pour ma part, le monde a tourné sans moi et il continuera ! En dehors du cercle familial hasardeux, il y a le monde, le vaste monde. Et là encore, pour des hommes et des femmes, la

---

1. Naouri, A., Angel, S., et Gutton, P., *Les mères juives n'existent pas... mais alors, qu'est-ce qui existe ?*, Paris, Odile Jacob, 2005.

manière dont il tourne n'inspire rien qui vaille. Rien, en tout cas, d'assez engageant pour mettre des enfants au monde. Ce quadragénaire m'en parle : malgré l'éducation qu'il pourrait prodiguer à des enfants, il redouterait trop que sa descendance ne soit rattrapée par des valeurs et des comportements qu'il réprouve.

5

Le pire n'est jamais sûr...

À propos des « abstinents de la procréation », quand j'évoque des arguments autour de la folie du monde ou de la précarité économique, mes interlocuteurs parents ne manquent jamais de me répondre plus ou moins en ces termes : « Évidemment, si on pensait à tout ça, on n'en ferait pas ! » ou, autre variante : « Tu sais, ça n'était pas plus rose du temps de nos grands ou arrière-grands-parents. » Certes, mais la différence, c'est qu'à notre époque nous avons le choix. Notre intention est donc tout à fait délibérée. Comme diraient les magistrats : il y a préméditation ! Nos grands-mères, elles, malgré quelques astuces plus ou moins baroques et inefficaces, n'avaient pas le luxe de se poser la question. « L'enfant était une "évidence", me disait une octogénaire anciennement kinésithérapeute. Je comprends parfaitement que des jeunes femmes modernes ne veuillent pas se mettre cette charge sur le dos. » Une autre vieille dame respectable se lance à son tour : « Avoir un enfant aujourd'hui, c'est une folie pour les parents, pour l'enfant et même pour la société ! Et pourtant, la folie, croyez-moi, j'ai connu pendant la guerre ! » J'irai même plus loin : en lui confirmant que son anonymat sera bel et bien respecté, une grand-mère multiple me confia : « Je vais mourir non pas en regrettant ce que j'ai fait, mais ce que je n'ai pas osé faire. En l'espèce, ne pas avoir d'enfant. À mon époque, c'était inconcevable, mais quand j'y repense... » Pourtant, elle est tout à fait consciente d'être une mamie comblée, entourée et satisfaite d'avoir donné à chacun de ses enfants un métier au terme d'études supérieures rondement menées. Elle se considère même privilégiée au regard d'autres de ses amies de n'avoir encore – elle touche du bois – à déplorer aucun divorce.

Quelle planète laisserons-nous ? Quel type de société ? Ces deux questions participent toujours du non-désir de donner la vie. « Je ne peux pas donner la vie dans un monde auquel je ne crois pas », explique Jean-Marc, quarante et un ans, créateur d'entreprise. Il vit en couple depuis vingt ans et ni lui ni son épouse n'ont jamais ressenti l'envie de devenir parents. « On me dit souvent que je suis pessimiste. Je pense plutôt que je suis réaliste. Dans cette mondialisation et avec une américanisation à outrance, je trouve que notre société européenne se calque sur un mode de vie qui n'est pas le meilleur. Sans parler du laxisme de la plupart des parents que je vois autour de moi. Cela va finir par nous coûter cher collectivement. C'est un vrai fléau ! En clair, je n'ai pas confiance en l'Homme avec un grand H ! » Plusieurs personnes m'ont dit qu'au moins elles n'auraient pas à se sentir coupables de laisser à la génération dite « montante » ce monde chaotique. Se sentant en grande partie impuissantes à provoquer des changements marquants, elles refusent le monde tel qu'il est. À l'extrême, elles en ont même honte. De son point de vue psychanalytique, Gérard Huber émet l'hypothèse suivante : « C'est comme si les gens qui n'ont pas d'enfant ressentaient le grand mensonge actuel. Finalement, c'est l'environnement du désir qui n'est pas suffisamment juste pour faire confiance à ce désir. Tout bascule dans la mauvaise foi, dans l'alibi ; or, eux veulent rester authentiques. L'argument de l'avenir n'est qu'une question secondaire, un argument rationnel là où l'on devrait se maintenir dans l'irrationnel. L'authenticité, en fait, c'est au niveau de l'idéalisation du passé de la petite histoire et de la grande histoire. » On pourrait résumer en disant : « Finalement, et ça pour quoi ? » Des atrocités comme les génocides, la Shoah, le viol élevé au rang de pratique guerrière, l'enrôlement de l'enfant comme instrument de destruction, etc. Toutes ces horreurs portent atteinte à l'idéalisation du désir d'enfant.

Frédérique se souvient encore du début des années 1990. C'était la crise pétrolière et elle a connu le chômage. Tandis qu'elle aurait peut-être pu penser à une adoption, elle a pris conscience du fait que pas de travail et un enfant à élever, cela aurait été trop.

Les valeurs héritées du passé, c'est une chose ; les perspectives d'avenir en sont une autre et les premières ne sont pas garantes des secondes. Les conditions de vie se sont durcies et dissuadent de jeunes couples d'agrandir le cercle familial. Bien sûr, la crise de 1929 n'était pas non plus particulièrement favorable ! L'histoire regorge d'épisodes du même genre. Ce qui a changé, ce sont les mentalités. Nous ne voulons plus subir notre sort, nous voulons nous approprier notre vie. La « customiser », pour reprendre un vocabulaire à la mode.

Le parcours d'un adulte n'est pas drôle tous les jours, mais, pour les petits, vous imaginez un peu le programme qui les attend ? La vie réserve à leurs jeunes artères une course-poursuite afin de réussir à tout prix. Une véritable « lutte des places », pour reprendre le titre d'un livre des sociologues Vincent de Gaulejac et Isabelle Taboada[1]. Il ne s'agit pas d'une lutte entre des personnes ou des classes sociales, mais du combat que chacun d'entre nous doit mener pour trouver une « place », à savoir de la reconnaissance, une identité, une existence, un statut dans la société. Même si l'on fait tout pour doter les enfants d'un maximum d'atouts et favoriser leur épanouissement personnel, rien n'est ni gagné ni acquis d'avance. Les parents connaissent, à des degrés divers, des difficultés éducatives, économiques ou psychologiques vis-à-vis de leurs enfants. Et

---

1. Gaulejac, V. de, et Taboada, I., *La Lutte des places*, Paris, Desclée de Brouwer, 1997.

encore passons-nous sous silence des données alarmistes comme ces 18 000 euros de dette légués à chacun de nos enfants dès leur naissance. Le rapport Pébereau (2005) citait en effet le chiffre de 1 117 milliards d'euros de dette publique, soit 66 % de notre produit intérieur brut. Voilà qui hypothèque l'avenir, non ?

Une de mes amies d'enfance a toujours voulu une famille nombreuse. C'est chose faite, son mari et elle étant à la tête de six enfants au total, dont les âges s'échelonnent de vingt-six à sept ans. Chacun suit sa route dans l'harmonie générale. Évoquant à C. mon angoisse devant l'ensemble des difficultés qui attendent inévitablement un bébé au fond de sa poussette, elle m'objecta que c'était ma lecture, que tous les enfants ne voyaient pas la vie comme une succession de complications et de désagréments au travers desquels il leur faudra passer. Elle ajouta que, pour sa part, elle trouvait la vie belle, pleine de surprises, de découvertes, que cela valait la peine et que c'était ce plaisir de vivre qu'elle et son mari transmettaient à leur progéniture sans pour autant leur brosser un tableau béat de notre société.

Pour moi, rien à faire : quand je vois dans le métro, dans la rue, chez des amis, des nouveaux-nés attendrissants dormir à poings fermés dans leur *cosy*, je ne peux m'empêcher de songer à ce qui les attend : études, boulot, chômage, santé, maladie, amour, désamour... Il ne manquerait plus qu'au milieu de cet emploi du temps ils doutent de l'amour de leurs parents, et ce serait la totale ! C'est pour cela que je ne trouve rien d'aussi confortable que d'aider des enfants ponctuellement, de me tenir à leurs côtés pour des missions *ad hoc* et de ne jamais craindre qu'ils ne me disent un jour : « Nous, on n'avait pas demandé à venir au monde ! »

Un accès de réalisme au féminin ?

Comment alimenter chez un enfant son désir de grandir et de croire en la vie quand, soi-même, on trouve que chacun des trois cent soixante-cinq jours de l'année représente un défi épuisant ? Comment avancer le cœur léger en sachant qu'une femme sur trois ou quatre risque d'assumer seule, au moins une fois dans sa vie, les obligations d'un enfant ; que les femmes sur le marché du travail sont plus exposées au spectre du chômage que les hommes ; qu'elles sont pour leur grande majorité les préposées aux emplois à temps partiel avec des revenus que je vous laisse le soin d'estimer à leur « juste » valeur ? En sachant aussi, comme je l'écrivais dans un autre livre[1], que les femmes divorcées avec enfants ont beaucoup moins de chances de reconstruire rapidement leur vie ? Sylvie Cadolle[2], philosophe et

---

1. Devienne, E., *Qui garde le chien ?...*, *op. cit.*
2. Cadolle, S., *Être parent, être beau-parent*, Paris, Odile Jacob, 2000.

sociologue de l'éducation, rapporte : « Malgré les libertés prises par rapport à l'institution matrimoniale, et la croissance de l'activité professionnelle féminine, les normes et les rôles de genre demeurent très forts. L'immense majorité des femmes ont articulé leur vie professionnelle sur le souci des enfants. Certaines mesures de politique familiale comme l'APE ou le congé parental renforcent l'asymétrie des trajectoires professionnelles au sein du couple. Les femmes choisissent ou acceptent des horaires et des conditions de travail compatibles avec le suivi de l'éducation des enfants, au détriment de leur carrière ou de leur rémunération. Elles ne négligent que rarement d'accorder aussi la priorité à leurs enfants dans la gestion de leur trajectoire familiale. » Ajoutons que le congé parental n'a pas seulement pour effet de creuser le fossé entre la carrière de monsieur et celle de sa conjointe, il renforce également les différences entre les femmes. Niveau de revenu oblige, les cadres ne représentent que 18 % des femmes qui arrêtent de souscrire au congé parental, contre 59 % chez les employées et 27 % chez les ouvrières.

L'incertitude des temps, le mal-être latent et la perte de repères forment un triangle loin d'être vertueux et de nature à provoquer chez certaines personnes une réaction que je me dois de mentionner avec beaucoup de pudeur et de précaution. Quelques femmes, *a priori* bien dans leur peau, confient n'avoir pas choisi de devenir mères afin de préserver la liberté de se suicider si cela allait vraiment trop mal pour elles. Au début, ce point de vue m'a plongée dans un abîme de perplexité. Effectivement, à froid, tout le monde sera d'accord pour admettre que l'on ne peut pas faire ça à des enfants. Les quitter en plein vol. Et pourtant, la détresse habite parfois si violemment les cœurs les plus aimants que le drame s'abat sur toute une famille. Je continuais donc de méditer sur ce scénario quand je lus ceci sous la plume de Geneviève Serre[1] : « Certaines femmes disent bien, en effet, que lors de leur grossesse, elles se sont dit qu'effectivement, elles ne pourraient plus se suicider, qu'elles ne pouvaient même plus avoir de pensées morbides, qu'elles devraient arrêter de jouer avec leurs idées névrotiques concernant la mort[1]. »

Un avenir financier hypothétique

Des scénarios d'avenir aléatoire et une génération pas toujours facile à accompagner avec, maintenant, un autre aspect souvent considéré comme inélégant quand on évoque l'enfance : les sous ! « Le bonheur n'a pas de prix... » Heureusement que vous le savez. « Quand on aime on ne compte pas. » Il va pourtant falloir vous y mettre... « Un enfant à tout prix ? » Préparez bien vos arrières. Un article du quotidien *Le*

---

1. Revue *L'Autre*, art. cité.

Monde[1] énonçait ces chiffres : un enfant coûte près de 5 905 euros par an, ce qui revient à dire que, de sa naissance à ses dix-huit ans, on aura dépassé les 100 000 euros. Une année d'études supérieures (ne parlons même pas des frais de logement en sus) coûte au moins 1 524 euros quelle que soit la filière et jusqu'à dix fois plus cher dans une école privée, de commerce, par exemple. Ainsi, les besoins d'un étudiant qui ne réside pas chez ses parents avoisinent un SMIC. Tous les parents vous le diront, épuisés mais heureux : « Nos enfants sont notre richesse. » Ils ne croient pas si bien dire !

Par ailleurs, tous les spécialistes de la consommation rivés sur leurs baromètres vous le confirmeront : les jeunes pèsent de plus en plus lourd dans les actes d'achat des parents. On ne peut même plus dépenser en adulte tranquille ! L'Institut de l'enfant, en France, étudie les petits et aide les entreprises à mieux cerner qui ils sont et ce qu'ils veulent. Résultat ? L'enfant est un consommateur hors du commun dans le sens où il n'a pas d'argent, mais il dépense beaucoup car il est le prescripteur de nombreux achats. L'univers de l'enfant participe, de près ou de loin, à 50 % des dépenses des ménages français. Alors, si vous vous posez la question de savoir si l'enfant est un bon placement, je vous soumets la réponse suivante : « L'enfant est un placement à long terme,

---

[1]. Rey-Lefebvre, I., « Quel est le coût d'un enfant ? », *Le Monde*, dimanche 2-lundi 3 septembre 2001.

sans intérêt, dont on perd le capital au bout de trente années. » Cela ne vient pas de moi mais de Jean-Louis Fournier auquel nous devons un livre très drôle, *Mouchons nos morveux*[1] !

Dans le même temps, les salaires ne sont pas extensibles et ceux des femmes moins encore. D'après l'Institut national d'études démographiques, en 2000, en France, pour l'ensemble des salariés (temps partiel inclus), l'écart salarial estimé est de 29 % – en faveur des hommes, est-il besoin de le préciser. Quand on compare l'écart entre salariés à temps complet, il n'est plus « que » de 17 %. Cela n'en reste pas moins 17 %... Ces chiffres sont assez comparables de part et d'autre de l'Atlantique. Autre variante : une dirigeante de société gagne 30 % de moins que son homologue masculin (étude INSEE, mars 2004). Or, au supermarché, le prix des pâtes, du beurre, du lait, de la lessive, des produits nettoyants... est, me semble-t-il, identique pour les deux sexes... Notons qu'en France les femmes représentent 45 % de la population active. Imaginez, ne serait-ce qu'une toute petite seconde, ce qu'il adviendrait de la grande distribution de France et de Navarre si 45 % des consommateurs qui sont donc des consommatrices payaient leurs produits 17 % moins cher en moyenne que leurs éminents confrères masculins...

---

1. Fournier, J.-L., *Mouchons nos morveux, conseils aux parents qui ne veulent plus se laisser marcher sur les pieds*, Paris, Jean-Claude Lattès, 2001.

Cataclysme mercantile ou régal économique... ! Quel fabuleux chaos dans nos chariots ! Finies les têtes de gondole qui rigolent ! Si nous avons gagné en autonomie, il reste du chemin à parcourir au chapitre de l'égalité, ne serait-ce qu'à la lecture de nos fiches de paie. « On ne peut agir sur la parité professionnelle sans promouvoir la parité familiale », déclare à cet égard la chercheuse au CNRS Marie-Agnès Barrère-Maurisson dans un article[1]. Dans ce contexte, les plus réalistes font un rapide calcul et la menace de la précarité les effraie. Des hommes aussi, craignant de ne pouvoir assumer en cas de soucis majeurs, même du haut de leurs 29 % d'écart ! Dans un article du quotidien québécois *Le Devoir*, il apparaissait clairement que l'argent est le « premier obstacle à avoir des enfants[2] ». Or, ce constat vaut aussi des deux côtés de l'Atlantique. La révolution industrielle est passée par là, la modernité a fait son entrée et les enfants ne constituent plus un réservoir de main-d'œuvre bon marché ni une source de revenus, du moins dans les pays développés. Ils font plutôt l'objet d'un culte parental. Bien évidemment, nous saluons tous cet état de fait qui favorise la scolarisation, les droits de l'enfant, son intérêt souverain, etc. Seulement, nous sommes passés d'un extrême à l'autre. Inévitablement le fléau de la balance finira par retrouver le juste

---

1. Radier, V., « Parcours de combattantes », *Le Nouvel Observateur*, 27 janvier-2 février 2005.
2. Dubuc, L., « La famille sens dessus dessous vraiment ? », *Le Devoir*, art. cité.

milieu. Entre-temps, il y a celles et ceux qui préfèrent ne pas entrer dans le jeu.

Qui dit assumer dit le faire au prix de sacrifices durables. Et, pour peu qu'un parent exténué s'énerve, sa tension se traduira par des mots ou des réflexions cinglants du genre : « Je me suis sacrifiée pour toi et regarde ce que tu me fais ! », « Après tout ce que j'ai fait pour toi ! ». Braqués, les jeunes visés par ces phrases lapidaires objecteront que leurs parents n'avaient qu'à pas les concevoir. D'autant plus qu'ils savent très bien que la génération de leurs parents a justement connu cette faculté de contourner la procréation. Informés comme ils le sont, difficile de les faire adhérer aux mésaventures de la capote percée ou de la pilule oubliée. Ils ne sont pas simplets. Même les actes manqués méritent interprétation. Puis, pour certains d'entre eux, ce sera la pause sur la case psy pour se construire une identité moins déglinguée.

Ces hypothèses rebutent à l'avance les adultes qui pourraient encore se poser la question d'avoir, ou non, des enfants. Ceux-là doutent d'être en mesure de les prendre en charge à hauteur de leurs intentions. Or, c'est connu, quand on est parent, on veut le meilleur pour sa descendance. Enfin, dans le meilleur des mondes. Les témoignages émus de familles nombreuses où les enfants arrivés à l'âge adulte affirmaient, un trémolo dans la voix, combien ils avaient été heureux même s'ils n'avaient pu connaître les largesses de leurs parents ne sont plus d'actualité.

Le cliché : « Nous n'avions qu'une pomme de terre, le soir, dans notre assiette, mais nous étions bien tellement nos parents nous aimaient » émeut dans les chaumières, est beau dans les films du dimanche soir (quand nous avions encore la chance d'en dénicher un dans la grille des programmes), mais dans la cour du collège, en ce XXIe siècle intransigeant, ça retrousse !

L'argent devient insidieusement synonyme de culpabilité. Ainsi, une quadragénaire entend encore sa mère, aujourd'hui décédée, lui dire : « Avec tout ce que j'ai dépensé pour toi, tu pourrais au moins réussir ton examen. » Autre version : « Tu sais combien ça coûte, ces leçons particulières ? En échange, tu pourrais tout de même finir première » ou encore : « Je te retire du tennis, vu ce que ça me rapporte ! », tout cela parce qu'elle n'avait pas gagné un match amical. Elle se sentait plus bas que terre, coupable des « efforts » vains que consentait sa mère pour elle. Une mère qui l'élevait seule, M. père ayant jugé bon de partir dispenser ses largesses ailleurs. Ce n'est qu'en thérapie qu'elle comprit : ce n'était pas pour elle que sa mère payait, mais pour satisfaire son propre ego par un faire-valoir, l'enfant. Pour autant, elle ne changea pas d'avis sur la maternité. Sa liberté tardivement conquise avait un prix, elle assumait.

Finances encore, sous le signe du pouvoir de phrases assassines toujours en vigueur même dans la vingtaine : « Tant que je paierai, je déciderai », pour une coupe de cheveux, un vêtement... Ce n'est pas de la fiction. Je parle en connaissance de cause, et d'autres se reconnaîtront. Contrecoup évident, la ligne directrice suivante : « Maintenant je gagne ma vie pour moi, je décide pour moi. »

Les aspects financiers ne s'arrêtent pas aux coûts inhérents à l'enfant jusqu'à ses dix-huit ans. Les adultes réalistes vont plus loin et déchantent quand leur lucidité l'emporte sur une forme d'insouciance. Voyons cela d'un peu plus près.

— Comment ne pas être inquiet quand on lit, dans un grand quotidien du soir[1], une page entière consacrée aux « nouveaux... nouveaux pauvres », à savoir les travailleurs sans domicile fixe. « Des précaires travaillent parfois beaucoup, mais n'ont pas de quoi se payer un logement », explique le journaliste, chiffres à l'appui : selon une étude de l'INSEE, 35 % des sans-domicile fixe en Île-de-France (la région parisienne) ont un emploi. Chiffre confirmé par Emmaüs. Et, au niveau national, c'est 26 %. De plus, cela ne va pas en s'arrangeant, quoi qu'on en dise. Par exemple, autre fait nouveau et tout aussi inquiétant : entre un et sept étudiants en Île-de-France appellent chaque soir le 115 (Samu social) pour être logés... Si notre société en arrive là, n'est-il pas légitime de mettre en doute les propos par trop optimistes assurant le retour d'une croissance – durable –, nonobstant la crise énergétique qui rend chaque

---

1. Hopquin, B., « Travailleurs sans logis », *Le Monde*, 9 novembre 2004.

soubresaut de reprise toujours plus aléatoire ? Il suffit de lire les pages économiques des quotidiens spécialisés pour cumuler les indices et, sauf à avoir une foi en l'avenir à toute épreuve, reculer à l'idée d'ajouter à sa propre charge celle d'un ou de plusieurs enfants.

— Comment ne pas voir ce qu'Étienne Chatiliez a si justement décrypté avec l'effet *Tanguy* (2001) ? Personnellement, même en riant pendant la projection, je me félicitais d'y échapper et plaignais les parents dont l'enfant, éternel étudiant, reste chez papa-maman. Car Tanguy, c'est ça : à vingt-huit ans, le cher trésor, aussi mignon, poli et brillant qu'il soit, habite toujours chez ses parents. Il cumule les diplômes les plus abscons par peur de se lancer dans la vie active, de se confronter à la précarité de l'emploi et de quitter le confort du cocon parental. Le même réalisateur n'avait pas manqué de nous dépeindre un autre registre de mode de vie familial entre les Le Quesnoy et les Groseille avec *La vie est un long fleuve tranquille* (1988). Le côté *Trois hommes et un couffin* de la charmante Coline Serreau (1985), c'est bien dans un long métrage, mais, dans la vie, que celui ou celle qui a connu pareille situation ne manque pas de m'écrire ! Entre comédies légères et vraie vie, il y a une marge. D'ailleurs, le septième art ne néglige pas ce large spectre de l'enfance. Pour faire court, le grand écran nous propose aussi bien une vision dans le style René Clément, *Jeux interdits*, avec l'attendrissante Brigitte Fossey (1952), qu'une lecture à la Christophe Barratier avec *Les Choristes* en 2004, « oscarisé » s'il vous plaît, sans revenir au fameux couffin ou aux espiègleries des héros des *Contes pour tous* indéfectiblement produits par Rock Demers depuis une vingtaine d'années avec le succès que l'on sait au Québec. La liste pourrait s'allonger notablement, reflet du regard de réalisateurs en résonance avec leur époque.

— Léger espoir, il semblerait, d'après la sociologue Bernadette Bawin-Legros[1], que les Tanguy commencent à se faire plus rares, rongés qu'ils sont par la culpabilité de vivre encore aux crochets de leurs parents. Mais ça ne s'arrange pas pour autant : exception faite de ces indéboulonnables, les enfants partent plus tôt du foyer, entre dix-huit et vingt ans. Alors, où est le problème, direz-vous ? Eh bien, c'est qu'ils reviennent ! Cela dit, ce n'est pas de gaieté de cœur, pour la plupart d'entre eux. Le retour obligé est dû à des difficultés économiques qui se traduisent souvent par l'impossibilité de trouver à louer avec le salaire qu'ils obtiennent. À cela s'ajoute un mal-être général qu'ils pensent pouvoir soulager dans le giron familial. Tout en se sentant coupables de recourir à une telle solution. En France, ils étaient cent mille, en 2003, à rentrer ainsi au bercail. Vous imaginez un peu les efforts que chacun doit consentir pour que cette nouvelle cohabitation respecte l'espace de chacun ?

---

1. Bawin-Legros, B., *Génération désenchantée*, Paris, Payot, 2006.

Des courbes préoccupantes

« On ne fait pas des enfants pour de l'argent, mais on peut y renoncer justement pour de tels motifs », assure Michel Godet[1], directeur du Laboratoire d'investigation en prospective, stratégie et organisation. Avec la sociologue Evelyne Sullerot, il souligne dans un rapport présenté au Premier ministre en juillet 2005 que la vitalité démographique est la première condition du caractère durable de notre développement : il n'est de richesse que d'hommes éduqués dans une société de confiance.

Dans l'État français, la famille « a une signification et une fonction précises : il s'agit d'encourager la natalité et le maintien des femmes au foyer, les deux étant considérés comme synonymes, ou la condition l'un de l'autre pour l'opinion officielle française qui ne tient aucun compte des faits ». Christine Delphy, directrice de recherche au CNRS, complète son commentaire ainsi : « La Suède, qui a un taux d'activité des femmes supérieur, a aussi un taux de natalité supérieur. Mais ce mépris des faits montre que le natalisme, qui reste une préoccupation forte bien qu'irrationnelle des milieux gouvernementaux, toutes tendances confondues, n'est pas la seule explication. La dépendance des femmes est valorisée pour

---

1. Godet, M., *Le Choc de 2006*, Paris, Odile Jacob, 2003.

elle-même, comme fondement de la famille[1]. » Effectivement, les politiciens pourront toujours vouloir « restaurer la confiance », comme ils disent : si, dans leur for intérieur, les consommateurs, électeurs et payeurs de taxes n'adhèrent pas à l'idée et perçoivent même des signes du contraire dans leur quotidien, rien n'infléchira leur avis. On pourra toujours parler d'un pseudo-retour à la croissance, triturer les chiffres et autres statistiques pour embellir l'information : si, dans son portefeuille, la population voit fondre son pouvoir d'achat concrètement, elle ne se fiera qu'à ces restrictions. Les promesses, après tout, n'engagent que ceux qui y accordent un quelconque crédit ! L'Union européenne a du mal à uniformiser les règles de fond du droit de la famille. Par exemple, à la différence de la France, la Grande-Bretagne et l'Allemagne n'ont pas de dispositions sociales permettant à une femme mariée de continuer à travailler avec des enfants. Pourtant, tout le monde industriel subit de plein fouet la sous-fécondité. Depuis les années 1970, presque toutes les régions des pays développés sont passées sous le seuil de remplacement des générations. On sait par exemple qu'en France, à l'horizon 2020, les plus de soixante ans seront plus nombreux que les moins de vingt ans. Jacques Henripin, à propos du Québec, parle

---

[1]. Delphy, C., « La maternité occidentale contemporaine : le cadre du désir d'enfant », dans *Espaces et temps de la maternité*, *op. cit.*

d'une « fécondité chétive » (la plus faible de toutes les provinces canadiennes). Il précise qu'elle ne lui est pas spécifique. « C'est un avatar du monde technique, instruit, sécularisé, urbanisé, soumis au souci du confort, au désir de liberté et à la publicité des marchands[1]. » L'économiste et démographe prend toutefois soin de recadrer le problème : « Il ne s'agit pas de blâmer quiconque de ne pas avoir d'enfant ou de n'en avoir qu'un. Ce qui est inquiétant, c'est que le fonctionnement d'une société soit tel qu'il produise une aussi grande fraction de jeunes adultes qui choisissent de rester inféconds ou de n'avoir qu'un enfant. » La baisse de la natalité n'est pas seulement due à un désir d'enfant moins présent, mais aussi au fait que le nombre d'enfants par foyer diminue. On voit même émerger le phénomène des couples qui ont un enfant « pour connaître ça au moins une fois dans leur vie », et qui s'arrêtent ensuite. Ou encore de ceux qui prévoyaient d'en avoir deux et qui, à la lumière de l'expérience avec un premier enfant, se ravisent et ne donnent pas un frère ou une sœur à cet enfant unique.

Des économistes se préoccupent du fait que les populations européennes n'assurent plus leur seuil de reproduction. Qu'adviendra-t-il ? Que restera-t-il, et pour qui ? Entre-temps, les gens sans enfants se font volontiers reprocher de contribuer à alourdir le problème des retraites.

1. Henripin, J., *op. cit.*

Sans être prix Nobel d'économie, convenons que les *Dinks* (expression anglo-saxonne née dans le milieu des années 1980 et signifiant *double income, no kids*, donc, « couples sans enfants disposant de deux revenus ») représentent une cible marketing très prisée, notamment pour les fabricants de produits de luxe ou les prestataires de services du même ordre. En version française, nous dirons que les *Cidres* (couples inféconds à double revenu) sont particulièrement choyés et n'ont en général droit à aucune réduction. En ce sens, ils contribuent à faire tourner à plein tarif notre économie marchande. Sur le plan fiscal également, on ne peut pas dire qu'ils soient spécialement épargnés. De toute façon, on ne peut pas tabler sur des bébés et des immigrants pour ajouter du sang neuf, financer les retraites et combler les déficits publics ! Il semble plus approprié d'envisager tous ces apports en complémentarité de mesures économiques crédibles. Les plus terre à terre croient que rien ne vaut un bon fonds de pension ou une caisse de retraite qui nous déroulera le tapis rouge le temps venu. C'est plus fiable que de compter sur ses propres enfants et ceux des autres pour financer notre vieillissement que l'espérance de vie n'a de cesse de prolonger. Une étude menée en Europe par plusieurs instituts à l'initiative de l'agence de publicité BDDO, et dont fait état Jean-Louis Servan-Schreiber dans son magazine *Psychologies*, révèle que « les jeunes Européens veulent réussir leur vie plus que contribuer à un projet collectif[1] ». Ce constat, à mon avis, va dans le sens de cette montée des individualités et du libre choix à tous égards, enfants compris.

À des degrés assez comparables, tous les pays développés sont touchés par les mêmes phénomènes de dénatalité, de vieillissement démographique, d'augmentation des divorces, de chute des mariages et de montée en puissance de nouvelles organisations familiales ou conjugales. Quelles que soient les politiques mises en place et même si ces mouvements ne touchent pas toutes les catégories socioprofessionnelles de la même manière exactement, aucun changement à ce jour ne démontre efficacement une inversion de ces tendances.

Tout cela montre bien ce que l'une des plus grandes figures françaises de l'anthropologie (il a notamment travaillé aux côtés de Claude Lévi-Strauss), Maurice Godelier, affirme avec une érudition peu commune : ce sont les rapports policoreligieux qui ont toujours constitué le fondement d'une société, et non la famille. Pour proposer cette thèse, il a consacré dix ans de sa vie à son ouvrage *Métamorphoses de la parenté*[1], passant au crible les règles de formation des couples au sein de dizaines de sociétés à travers le monde.

---

1. Servan-Schreiber, J.-L., « Génération Eurocool », *Psychologies*, n° 239, mars 2005.
2. Godelier, M., *Métamorphoses de la parenté*, Paris, Fayard, 2004.

Tout ne va pas bien au royaume des parents

Entre les parents toxiques et les enfants tyrans, les parents qui ont tout faux et les enfants manipulateurs, les parents qui baissent les bras et les enfants qui lèvent le poing, nous l'avons échappé belle ! Dur, dur d'être parent ! Ce n'est pas un hasard si des structures de type École des parents ou des groupes de parole comparables, des lignes d'écoute et autres forums se sont mis en place ici ou là, attirant des adultes déboussolés de plus en plus avides d'éclaircissements sur les tenants et les aboutissants de leur rôle. « Quand on voit ce qu'on voit, des gamins dans la rue le soir qui n'ont même pas dix ans, je vous le dis : il faudrait faire passer un examen avant de laisser les gens faire des enfants, peuchère ! » ajoute ce Marseillais d'à peine trente ans divorcé et père d'une fillette.

Savez-vous qu'en France, en dix ans, la demande de soins a augmenté de 84 % pour les enfants de zéro à cinq ans et de 100 % pour les adolescents ? Que, toujours dans l'Hexagone, le suicide reste la deuxième cause de décès chez les quinze-vingt-quatre ans et que le nombre de tentatives est en hausse ? Une réalité que connaissent la grande majorité des pays industrialisés. C'est dire si tout va bien au royaume de l'enfance... Des psychiatres et des psychanalystes soutiennent qu'un adolescent qui a raté sa crise, qui n'a pas construit au bon moment sa personnalité devient un adulte agressif ou un adulte misanthrope, ou encore un adulte pervers. Quelle perspective réconfortante que de lâcher dans la nature un tel olibrius ! Sans aller jusque-là, relevons cette remarque très juste de Pascale Pontoreau[1] : « Dans ce monde où les plus jeunes sont souvent les maîtres, tout se complique avec l'adolescence. » Mieux vaut être prévenu...

Le célèbre pédiatre Aldo Naouri[2] souligne que les enfants vont mal au motif que les pères sont perdus entre en faire trop ou pas assez, les mères ont tout faux en étant soit surpuissantes, soit inquiètes à outrance, et tout cela se passe dans une société en crise. Pour autant, il ne fustige pas les parents, mais se tourne vers les dérives de notre société de consommation.

De son côté, Jeanne n'hésite pas à lancer haut et clair : « L'enfant n'est pas le bonheur ! C'est un gros mensonge, même si la vie qui arrive, c'est magique. L'humanité, c'est à la fois quelque chose d'extraordinaire et de terrible. » Les pauvres parents sont parfois totalement perdus et démunis devant toutes les attentes matraquées à leurs visages. Chaque jour, le fossé entre leur pratique, la « moins mauvaise possible », et la théorie idéalisée sur leurs comportements se creuse davantage. Être un bon parent, ça veut dire quoi ? Voilà la bonne question et sans doute la plus obsédante qui soit. Freud aurait soutenu que

---

1. Pontoreau, P., *op. cit.*
2. Naouri, A., *Les Pères et les mères*, Paris, Odile Jacob, 2004.

c'est le plus difficile métier du monde. Surtout que la responsabilité familiale est brandie dans toutes les tribunes et à toutes les sauces : santé, psychologie, scolarité, mode de consommation (informatique, tenues vestimentaires...), épanouissement parascolaire... Si l'enfant n'a pas au moins deux activités en dehors de l'école, des bagues à toutes les dents autour de treize ans, un pédopsy dans sa manche, un sac à dos dernier cri, un ordinateur avec une ligne crachant des kilobits à la vitesse de la lumière, l'argent de poche suffisant pour satisfaire ses envies sans vous consulter, s'il n'a pas parcouru le monde sous toutes les latitudes avant sa majorité et ne lit pas Lao-tseu dans le texte avant l'âge de raison, quel parent êtes-vous donc ! Beaucoup accèdent à tous ces artifices pour ne pas se sentir coupables, pour ne pas se croire à la remorque des tendances, mais aussi pour ne pas poser de limites. Déjà qu'ils les voient peu, leurs chérubins, alors si, pendant ce temps, il faut sévir ou contrarier... Et si un jour, au bord de la crise de nerfs, vous esquissez ne serait-ce que le début du soupçon du début de l'hypothèse d'une menace d'une claque ou d'une fessée, alors là, gare à l'escalade de la violence. En moins de deux, on vous incriminera de maltraitance.

Le fantasme de l'enfant parfait instille très subtilement chez les jeunes parents une forte pression. Avant la conception médicalement assistée et les progrès entourant les examens prénataux, on pouvait admettre que tous les enfants n'étaient pas à proprement parler désirés et que, si l'on se ratait un peu question éducation, il y avait prescription, les années aidant ! Aujourd'hui, terminé. Le discours sous-jacent tend davantage vers ceci : « Tu l'as voulu, tu l'as eu. Maintenant, assume. Tu dois être une mère parfaite (idem pour monsieur) pour élever un enfant parfait. » Quel poids ! Des centaines de livres occupent les rayons des librairies pour aider les parents à s'en libérer ou, du moins, à aménager la prescription le plus adéquatement possible. La conclusion reste heureusement libératrice : il faut arrêter de vouloir être un parent parfait, de toute façon ça n'existe pas ! Entre-temps, toutes ces injonctions contradictoires donnent le tournis. Un instituteur qui exerce depuis une vingtaine d'années dans le centre de la France me disait que, depuis quatre ans environ, il observait une nouvelle tendance : « Les parents nous prennent pour des psys. Moi, je suis là pour transmettre de l'instruction, pas pour éduquer les enfants que j'ai dans ma classe », commente-t-il, un peu découragé. Il n'est pas le seul dans le milieu de l'enseignement à s'inquiéter des nouveaux défis éducatifs. En septembre 2003, *Le Monde de l'éducation* intitulait tout un dossier : « De l'enfant roi à l'élève client ». On pouvait y lire : « Disqualification de l'excès d'autorité, diminution du nombre d'enfants par famille, fragilisation du couple conjugal, repli sur la sphère privée, l'enfant règne souvent en majesté. »

Et maintenant, un petit tour d'horizon jovial...

Pour finir en beauté sur « ces zozos qui détruisent tout ! » (dixit un trentenaire haut en couleur entendu à la terrasse d'un café), je vous propose un petit tour d'horizon : la forêt amazonienne part en déliquescence, les glaciers fondent, les déserts avancent, l'eau manque, les énergies renouvelables végètent, la planète se réchauffe, la couche d'ozone se troue, les fonds marins sont pillés, le pétrole se raréfie (quarante-sept ans de réserve), les autres énergies fossiles s'épuisent également, le nucléaire affole le grand public, les armes de destruction massive mobilisent des ressources effarantes, le sida décime (39,4 millions de personnes dans le monde vivent avec le VIH/sida, dont 2,2 millions d'enfants de moins de quinze ans...), la faim tue (une personne dans le monde toutes les quatre secondes), l'exploitation des enfants touche 250 millions d'entre eux, l'Unesco révèle qu'environ 500 entreprises contrôleraient un tiers du PNB mondial (évalué à 39 000 milliards de dollars US) et les trois quarts des échanges commerciaux... Allez, encore un petit effort : Nicolas Hulot, journaliste et créateur d'une fondation éponyme, Pour la nature et pour l'homme, déclare : « La planète est dépassée. Il faudrait quatre Terre pour faire face aux besoins des pays émergents. » Et vous voulez plonger des enfants dans ce grand chaos apocalyptique comme si ceux qui s'y trouvent déjà n'avaient pas assez de difficultés comme ça ? Un philosophe l'exprime encore mieux que moi, en la personne de Michel Onfray : « Je ne saurais assez préciser combien il faut effectivement ne pas vraiment aimer sa progéniture pour la destiner au monde tel qu'il fonctionne avec ses hypocrisies, ses fourberies, ses mensonges, sa négativité, avec son cortège de douleurs, de peines, de souffrance et de maux. Qui trouve le réel assez désirable pour initier son fils ou sa fille à l'inéluctabilité de la mort, à la fausseté des relations entre les hommes, à l'intérêt qui mène le monde, à l'obligation du travail salarié, presque toujours pénible et forcé, sinon à la précarité et au chômage ?[1] » Cet avis continue sur le même ton des lignes entières.

Allez, foin du catastrophisme, si votre optimisme flanche, agissez par civisme : « Pour éviter la perspective des cheveux gris et d'une croissance molle de l'Europe, nous appelons de nos vœux une relance démographique et une politique européenne en faveur des familles avec enfants[2]. » Voilà à quoi nous exhortent Philippe Durance, chercheur associé au Laboratoire d'investigation en prospective, stratégie et organisation et au Conservatoire national des arts et métiers (CNAM, Paris), et Michel Godet, professeur au CNAM et membre du Conseil d'analyse économique.

---

1. Onfray, M., *op. cit.*
2. Durance, P., et Godet, M., « Pas de croissance durable sans enfants », *Le Monde*, 6 mai 2006.

D'ailleurs, des intellectuels confiants en l'avenir, on en trouve ! Parmi eux, Catherine Rollet, démographe au CNRS, professeur à l'université de Versailles-Saint-Quentin-en-Yvelines. Elle étudie depuis une quarantaine d'années la démographie[1]. Juste avant le XXV⁰ Congrès international de la population qui se tenait à Tours, elle répondait, dans *Le Figaro Madame*[2] qui lui demandait si elle était optimiste pour l'avenir de l'humanité : « Oui. Car il dépend de notre capacité à réguler les échanges économiques et à établir des relations pacifiées entre les États. La démographie n'est qu'un paramètre parmi d'autres d'un futur qui reste à inventer. »

Ne terminons pas ce chapitre sur une note si mitigée. Appuyons-nous sur l'idée qu'il fait bon être optimiste. Après tout, le verre n'est pas toujours à moitié vide ! L'optimisme est plus affaire de volonté que de disposition naturelle. Le ciel n'est pas obscurci par les nuages en permanence. « Après la pluie, le beau temps », prédit l'adage. Hélas, dans la configuration de notre bonheur personnel, nous ne sommes pas égaux devant notre ressenti face à l'incertitude du lendemain.

---

1. Rollet, C., *La Population du monde, 6 milliards, et demain ?*, Paris, Larousse, 2002.
2. Kerchouche, D., « En 2100, combien serons-nous ? », *Le Figaro Madame*, 16 juillet 2005.

6

L'Amour avec un grand « A »

Aux sceptiques qui se demandent si un couple sans enfants est durable, la réponse est oui. Il n'est pas prouvé que les couples sans enfants se séparent plus que les autres ou que leur intimité est plus terne. Les couples sans enfants ne sont pas davantage condamnés à l'éphémère que ceux avec enfants, sachant que ces chers petits mettent à rude épreuve la solidité du couple. « J'ai trop vu de mes amis qui, quand ils sont devenus parents, se plaignaient l'un comme l'autre en secret de ne plus être des amants l'un pour l'autre, tant la fatigue et les contingences quotidiennes les épuisaient », raconte une femme dans la quarantaine. Pourquoi pourrait-on devenir parent sans conjoint, mais pas conjoint sans enfants ? « Tu ne trouveras jamais un homme qui comprenne ton choix. » Merci, maman. Ou, inversement : « Jamais une femme normale ne vivra avec lui s'il ne veut pas fonder une famille. » Les commentaires vont bon train.

Nous ne tombons pas amoureux par hasard.

En effet, la dimension chimique initiale est aussi à l'œuvre dans ce qu'il nous plaît pourtant de raconter comme une belle histoire romantique. Lucy Vincent[1] en fait une édifiante illustration. Docteur en neurosciences, elle s'intéresse à la naissance du sentiment amoureux. Aussitôt, exit le roman rose, les fleurs et les petits cœurs qui tournent autour de nous en auréoles sous la présidence de notre Cupidon international : allons plutôt voir du côté des phéromones. Ce n'est qu'après ces déterminants biologiques qu'une sorte d'entente tacite s'installe entre les deux tourtereaux. Le tout se trouve élégamment enveloppé dans d'autres atouts de séduction et d'attraction comme le tissu culturel, social, familial, le niveau éducatif... Éthologue et neuropsychiatre, Boris Cyrulnik persiste et signe : « La plupart des mariés se choisissent pour des motifs psychosociaux, ce qui n'empêche pas que l'émotion des premières rencontres crée une intense affectivité que certains nomment *amour*[2]. »

On ne questionne pas les couples qui veulent un enfant. C'est dans la logique des choses. L'inverse n'est pas vrai.

---

1. Vincent, L., *Comment devient-on amoureux ?*, Paris, Odile Jacob, 2004.
2. Cyrulnik, B., *Les Nourritures affectives*, Paris, Odile Jacob, 2000.

Le sens du couple

La rencontre, pour un couple, est libre de nos jours. D'ailleurs, le mot « conjugalité » l'emporte plus volontiers sur celui de « mariage ». Glissement sémantique révélateur d'une évolution des mœurs. Le couple est d'abord et avant tout un projet composite. L'amour y préside, soutenu par un aménagement du nid, le déroulement d'un plaisir à faire des choses ensemble, en passant par la défense d'idéaux partagés du fait d'une éducation ou d'une réceptivité à des mouvances communes. Ce que les partenaires font de leur union, les interactions qui vont s'y jouer, le positionnement social que cela va engendrer, tout cela relève de l'intime. Le vrai, pas celui de pacotille médiatisé aux heures de grande écoute, après que la maquilleuse et la directrice artistique sont passées par là. À chacun sa forme d'attachement. Vous aurez noté au passage que j'ai employé le mot « partenaires » car, pour la grande majorité des hommes et des femmes, l'idée d'un couple où l'un est le pourvoyeur et l'autre la maîtresse de maison est révolue. La vague de fond inéluctable de l'accès des femmes au marché du travail a engendré un véritable partenariat au sein du couple, tenant compte des apports et des contributions de chacun. Certes, ce fut, au début des années 1960, pour un très maigre salaire aux allures de revenu d'appoint. Aujourd'hui, malgré des statistiques affligeantes sur l'inégalité des rémunérations hommes-femmes, dans la majorité des foyers l'économie familiale ne saurait se passer des deux salaires qui tombent dans l'escarcelle.

Attribuer un sens à une union vient de notre propre histoire et de notre environnement. Sophie, lectrice d'*Elle*[1], reprend à sa façon la même préoccupation en réponse à un éditorial de Dorothée Werner intitulé « La vie en grand » : « Les enfants sont célébrés pour leur capacité à "donner du sens" à la vie de leurs parents, de là à penser que celles qui ne peuvent ou ne veulent en avoir ne sont que des ersatz d'humains, en tout cas, pas des femmes puisque c'est la maternité qui rend femme... Pauvres bébés dont la mission est de structurer la vie de leurs parents ! » Pour ma part, je me souviens de la réponse de ma mère le jour où je lui confirmai ce que je répétais depuis ma prime jeunesse, à savoir qu'elle ne me verrait jamais enceinte : « Mais alors, qui s'occupera de toi quand tu seras vieille ? » Tout était dit. Je lui aurais bien chanté Dalida : « Pour ne pas vivre seuls, d'autres font des enfants, des enfants qui sont seuls, comme tous les enfants », mais cela n'aurait fait qu'ajouter à sa vision biaisée de ma vie puisque l'artiste avait interprété cette chanson en 1972 dans le contexte des premières marches de fierté gay et lesbienne. En revanche, j'aurais sans doute été bien avisée de l'inviter à

---

1. « Ras les bébés », chronique « *Elle* aime vos lettres », *Elle*, 3 novembre 2003.

faire avec moi un petit tour dans des centres d'accueil le dimanche. Quand de vieilles femmes poudrées attendent, le cœur serré, une visite qui n'aura jamais lieu... Ou encore aurais-je dû conduire ma mère aux urgences d'un hôpital une veille de départs en vacances, quand les « familles » déposent des aînés en ayant soin de leur subtiliser leurs papiers d'identité. Ce n'est pas de la fiction. Ma carrière de journaliste m'en a fait le sinistre témoin quand, dans les années 1980, je faisais des reportages pour les pages « affaires sociales ».

Par les temps qui courent, un couple, ce n'est pas évident, même quand tout concourt à ce que ça aille bien. Alors, avant de squatter sous la couette de l'autre pour de bon, abordez le sujet. Mieux vaut être au clair dès le départ, quitte à se laisser une ouverture pour le cas où l'on changerait d'avis. Ce qui bouleverse les esprits, c'est la représentation de ce couple, sa place, son rôle, son fonctionnement interne. Le refus d'entrer dans la représentation classique du couple déplace le curseur du bonheur en repensant la relation amoureuse. Personne ne disparaît dans les projets de l'autre. C'est tout, mais c'est considérable. « J'espère trouver un jour une fille qui voudra la même chose que moi, une fille qui ne veut pas d'enfant et qui serait prête à inventer une façon plus ouverte, plus éclatée, plus passionnante d'être ensemble[1] », affirme l'auteur et scénariste

---

1. Paquin, C., « Je suis déçu des hommes », dans *La Planète des hommes,* Québec, Société Radio Canada/Bayard Canada Livres, 2005.

Charles Paquin. Il conclut : « La paternité est peut-être l'expérience humaine la plus riche qui soit, et c'est un besoin viscéral mais, avant de songer à enfanter, il faudrait stopper le cercle vicieux du malheur et établir des conditions de vie gagnantes. »

Autre mesure de prudence : de la même façon qu'il ne faut pas trop idéaliser la procréation au risque de tomber de haut, n'idéalisons pas trop le couple afin de ne pas exercer sur lui une pression intenable sous le poids de nos attentes respectives. L'enfant idéal, comme le conjoint idéal, c'est dans les films ou dans les romans roses. Lorsque je travaillais pour des magazines de périnatalité, il m'est arrivé de suggérer des sujets plus « délicats » comme le mal-être des femmes enceintes ou la violence dans le couple qui peut survenir au cours de ces mois de transformation. Jamais mes suggestions n'ont été retenues. Je me faisais rabrouer fortement. Tout au plus pouvait-on pudiquement aborder la dépression post-partum parce que, quand même, il est des secrets de polichinelle... Et pourtant, en toute honnêteté, force est d'admettre qu'attendre un enfant et devenir mère ne sont pas toujours idylliques. Même les mères les plus maternantes le confessent. Une étude britannique montre, par exemple, que 20 % des femmes souffrent de dépression pendant la grossesse[1]. Ce pourcentage n'a rien

---

1. Laffitte, A., « Être parent, quelle angoisse ! », *Questions de femmes*, juin 2002.

d'insulaire et trouve des équivalents dans le reste de l'Europe. Pourquoi ne pas en informer les autres futures mamans afin qu'elles se sentent moins mal d'éprouver des sentiments mitigés ? La maternité idéalisée représente un marché non négligeable. On ne va quand même pas s'en priver en soulevant des évidences. Sylvie Angel, pédopsychiatre, fait partie de ces spécialistes qui, justement, reviennent sur cette tendance à l'idéalisation. Elle le voit notamment dans l'idée de créer une famille idéale, construite au bon moment, dans les conditions les plus adéquates, etc. Rien n'est plus aléatoire pourtant. Dans un de ses livres[1], elle écrit : « De nos jours, il semble essentiel de réfléchir en profondeur à notre désir d'enfant. Reconnaître ses ambivalences et ses hésitations avant de franchir le pas décisif permet de démêler un peu l'écheveau de ses sentiments. » Point de vue complémentaire de Vincent de Gaulejac, professeur de sociologie à l'université Paris VII-Denis-Diderot et directeur du Laboratoire du changement social[2] : « L'investissement imaginaire des parents construit un idéal d'enfant avant même sa naissance. Dans le désir, l'enfant est au monde avant que d'être né... Tenter d'être un sujet, c'est se dégager de l'histoire de cet enfant pour écrire sa propre histoire. » L'idéalisation a ses revers aussi bien dans la vie amou-

1. Angel, S., *Ah, quelle famille !,* Paris, Robert Laffont, 2003.
2. Gaulejac, V. (de), *L'Histoire en héritage,* Paris, Desclée de Brouwer, 1999.

reuse que dans la relation espérée entre les parents et leurs enfants.

Dissocier amour et désir d'enfant permet d'éliminer une source de stress non négligeable. Les couples heureux d'être deux, résolument deux, subodorent à peu près ce qu'un ou des enfant(s) apporterai(en)t à leur couple, mais ils sont surtout conscients de ce qu'ils risqueraient de perdre : liberté chérie, insouciance, aisance économique, équilibre amoureux...

Des mauvaises langues soutiennent que ne pas avoir d'enfant reflète une incapacité à vivre en couple ou encore un refus de l'engagement le plus abouti. Rien n'est plus faux. Je pourrais vous énumérer bon nombre de couples de ma connaissance sans enfants et qui cheminent dans la vie main dans la main. Si l'amour était une science exacte, ça se saurait ! Et puis, juste pour le plaisir de la provocation, les mères et pères sont-ils infailliblement les chantres des vies de couple calmes comme une mer d'huile, lisses comme de la toilée cirée, linéaires comme un mètre et durables comme un jour sans pain ?

Geneviève, médecin, la cinquantaine, vit en couple avec le même homme depuis une trentaine d'années. « Ne pas avoir d'enfant, c'était pour moi aussi évident que de ne jamais me marier. Quand j'étais petite, je disais : "Des enfants, quelle drôle d'idée !" Personne ne me croyait. Aujourd'hui, je ne suis toujours pas dans la norme ; et alors ? c'est pas grave ! Mon couple, c'est un point de ralliement, nous concevons tout ensemble, nous partageons la même philosophie de vie, nous prenons les choses comme elles viennent. » Même si elle ne voit pas ce qu'elle aurait fait d'un enfant dans sa vie, elle admet que les mômes, c'est « génial ». Pendant ses études, elle a travaillé dans des colonies de vacances, auprès d'enfants présentant des problèmes de santé ou des problèmes familiaux. Aujourd'hui, elle continue, auprès de neveux, de nièces...

Dans la foulée, acceptons donc qu'un couple sans enfants a non seulement du sens, mais qu'il s'aime profondément. L'amour n'a-t-il pas de multiples visages ? Il n'existe plus de modèle unique de la famille. Pourquoi existerait-il un modèle unique de couple ? « Pour de multiples raisons, certaines personnes choisissent de ne pas avoir d'enfant et ne vivent pas plus mal que les autres pour autant », affirme Sylvie Angel. Entre les charges et les engagements, ils iront trouver leur bonheur ailleurs.

Être mariés sans devenir parents

À quoi leur sert de vivre en couple ou d'être mariés ? Ils comprendront trop tard qu'il n'y a pas que le boulot dans la vie.

Louis Roussel, conseiller scientifique à l'INED, rapporte ceci : « La question suivante a été posée dans une enquête de l'INED : "À votre avis, si deux personnes se marient en décidant d'avance de ne pas avoir d'enfant, est-ce un véritable mariage ?" Les deux tiers des personnes interrogées répondirent par la négative. Pas de vrai mariage sans projet d'enfants, pas de véritable famille sans présence d'enfants. Des enquêtes plus récentes sembleraient montrer qu'en France cette idée rallie encore la majorité des suffrages. Pourtant, dans le même temps, un brusque changement est survenu au niveau de la fécondité : la plupart des couples retardent la première naissance et beaucoup d'entre eux, dans les pays industriels, ont en moyenne un enfant de moins que leurs parents[1]. »

Certains couples se projettent d'emblée dans l'avenir avec des enfants. C'est indissociable. Souvenons-nous néanmoins que la conception d'un bébé commence dans l'imaginaire du couple. Or, à l'heure de la pensée unique, il n'est pas inutile de rappeler que tous les imaginaires ne se ressemblent pas. « Notre culture nous empêche d'admettre qu'engendrement et filiation puissent vraiment être séparés », souligne l'anthropologue Agnès Fine. Notre société a ainsi du mal à admettre que *couple* ne veuille pas dire *enfant*, surtout si un mariage est venu sceller la rencontre.

40 % des enfants, en France, naissent de parents non mariés. Le mariage n'est plus le prérequis indispensable à la procréation ou sa justification. On ne se marie plus dans le but d'avoir une famille puisque l'on peut constituer une

---

1. Roussel, L., *op. cit.*

famille sans être marié. L'enfant n'incarne plus le complément naturel d'une vie de couple, ni sa raison d'être entière et absolue. Tout va très bien, rien ne leur manque, ils ont tout pour être heureux. Si jamais la romance tournait mal, aucun prétexte pour de faux-semblants, pas l'excuse habituelle consistant à se mentir en se persuadant que l'on reste « pour les enfants »... C'est pour cela que les couples seuls sont forts et prennent grand soin de la relation. D'une certaine manière, ils n'ont pas le choix ! Le niveau d'exigence est élevé. Pas question de faire « contre mauvaise fortune, bon cœur ». Le jeu de la séduction tant physique qu'intellectuelle prévaut sans défaillance. Il faut partir à la rencontre de l'autre sans jamais démériter, pour alimenter une relation de manière enrichissante et créative. Le défi se joue dans la volonté que chacun met au fil des ans à laisser l'autre s'épanouir dans le couple et en dehors.

Un couple qui va bien, que ses amis envient tellement « ils ont l'air bien, ces deux-là », sans aucun souci connu sur le plan médical, sans problèmes d'argent particuliers, avec une maison ou un appartement assez sympa et une famille plutôt classique, qu'attend-il donc pour avoir des enfants ? Rien, absolument rien, même pas le moment idéal. Il ne veut aucune interférence dont il peut éviter l'apparition. Des enfants ? Comment les intégrerait-il dans son histoire amoureuse ? C'est la qualité émergente du couple qui garantit sa félicité. Et celle-ci ne se résume pas à une jeune génération « faite maison ».

Pourquoi se reproduire au risque de tout gâcher ? Marie préfère jouer les valeurs sûres. « Nous sommes extrêmement heureux, nous sommes ensemble depuis presque dix-sept ans. Nous venons même de nous marier ! Mon conjoint savait que j'y tenais. » Quelques minutes plus tard, elle sourit en me faisant part de l'inévitable question qui sonne comme un reproche venant de la famille la plus proche et de quelques amis perplexes : « À quoi ça sert de vous marier si vous ne voulez pas d'enfant ? » Réponse : « Si nous en avions voulu, nous en aurions déjà fait avant ! » Marie admet que son mari n'aurait peut-être pas été contre. Mais, très justement, il lui a dit : « J'en veux avec toi : pas *contre* toi. » Il a compris. « Nous sommes sur la planète pour être heureux et si nous avions eu un enfant, notre dynamique de couple aurait complètement changé. Or, nous ne voulons pas changer : nous sommes parfaitement heureux comme ça ! En plus, on vit dans une société qui ne nous encourage pas à avoir des enfants », commente-t-elle. De son côté, elle a pesé le pour et le contre, elle a dressé une liste d'arguments sur deux colonnes, et elle a compris qu'« on ne fait pas un enfant dans sa tête, faut que ça parte de là » (elle désigne son cœur et son ventre). Tiens, à propos de ventre, elle glisse une allusion à la grossesse qui lui « répugne ». Elle n'est pas la seule, et il fallait avoir le courage de l'avouer. Beaucoup de femmes trouvent repoussant – pardon à celles pour qui ce qualificatif paraît trop fort – ce ventre énorme. D'accord, c'est la nature et c'est normal. Le souci, c'est ce triomphalisme plein de vergetures. Pour ma part, ce n'est pas tant cette protubérance indispensable qui me choque, mais plutôt son déballage au vu et su de tous. Qu'une femme soit comblée d'être enceinte, formidable. Que son conjoint et elle savourent des instants d'intimité à contempler cette vie qui se prépare, je le conçois bien volontiers. Là où je m'inscris en faux, c'est lorsqu'on veut l'imposer à mon regard. Sans tomber dans des accoutrements style abat-jour, on peut aussi rester discrète et ne pas se glisser dans la tenue la plus ajustée possible pour dégager un nombril proéminent. À mon sens, ce comportement relève d'une confusion entre l'espace privé et l'espace public, confusion qui, malheureusement, ne s'arrête pas au seul domaine de l'obstétrique. L'interpénétration des deux univers met à mal l'intimité tout comme ces émissions de télé-réalité. Mais laissons là cette digression pour aborder un autre aspect de l'impact des enfants dans la vie du couple : le *baby-clash*.

Attention, enfants

L'expression n'est pas de moi, mais de Bernard Geberowicz, psychiatre et thérapeute familial. C'est le titre d'un livre[1] qu'il a cosigné avec

---

1. Geberowicz, B., et Barroux, C., *Baby-clash : le couple à l'épreuve de l'enfant*, Paris, Albin Michel, 2005.

Colette Barroux, rédactrice en chef de *L'École des parents*. Il explique notamment que les divorces vers les deux ou trois ans de l'enfant sont de plus en plus nombreux, même si le sujet reste encore pudiquement voilé. Une des explications viendrait de cette tendance globale de notre société à privilégier l'épanouissement personnel « contre une société du devoir ».

« La société fait tout pour que les femmes fusionnent avec leur enfant. Elles se sont retrouvées à cumuler ce que faisait leur mère, plus ce que faisait leur père. Et elles en ont assez ! Il faut que les pères changent ! » lançait Françoise Hurstel, psychanalyste et professeur de psychologie, auteur de *La Déchirure paternelle*[1]. *A contrario*, des hommes changent tellement une fois l'enfant paru que leur compagne ne s'y retrouve plus. Et cette confusion n'est pas toujours de bon augure. Une femme de ma connaissance me racontait qu'elle avait épousé un homme et se retrouvait avec un père... Cela ne lui convenait guère. Le monsieur faisait de l'excès de zèle avec ses enfants, les couvait trop à son goût, etc.

Concevoir un bébé ne garantit pas davantage la longévité du couple si le futur père ne tient pas le choc et part. Cette panique se saisit des hommes plus souvent qu'on ne pourrait l'imaginer. Longévité malmenée également quand, à l'inverse, ce n'est plus monsieur qui prend ses

---

1. Hurstel, F., *La Déchirure paternelle*, Paris, PUF, 3ᵉ édition, 2002.

cliques et ses claques, mais madame. Hé oui ! En cours de grossesse, on peut tomber amoureuse au point de quitter le géniteur « adoré ». Cela arrive plus souvent que l'on ne veut bien s'en faire l'écho dans les magazines de société à la télévision ou dans les kiosques. À preuve, quelques rares articles, et notamment dans *Marie Claire*, voici quelques années[1].

Les couples sans enfants ont compris que l'on ne structure pas son avenir amoureux en commençant par chercher le père idéal ou la mère parfaite. Ce filtre biaise la donne. En plus, c'est injuste. Ne commence-t-on pas d'abord par être un être humain de manière intrinsèque avant d'être un parent plein d'avenir ? Cela fait écho à l'histoire de femmes qui taquineraient volontiers le spermatozoïde en vue de procréer et y renoncent parce qu'elles ont bien trop peur que l'homme de leur vie ne parte en courant. En général, rétrospectivement, elles concluent qu'elles ne devaient pas y tenir tant que ça, à ces bébés, sinon, elles n'auraient pas cédé. Face à l'inconnu que représente un enfant et à la certitude de sentiments amoureux qui ont fait leur preuve, le choix est vite arrêté. Tout le monde n'a pas la chance de donner naissance à Mozart ou à Einstein. Pis même, dans sa grande sagesse, Jean-Louis Fournier l'affirme : « Le bébé qui gazouille

---

1. Golberger, C., « Enceintes, elles sont parties pour un autre », *Marie Claire*, décembre 2004.

peut devenir, à quinze ans, l'adolescent qui zigouille[1] » !

Sans aller jusqu'à « zigouiller », un enfant prend malgré lui tellement de place – et pourquoi s'en priverait-il si ses parents n'y mettent pas le holà – qu'il peut avoir raison de son père et de sa mère. « Nos enfants nous bouffent ! » clament-ils auprès de qui veut bien leur prêter une oreille attentive. Même ceux qui trouvent le temps et disposent des moyens de partir en amoureux en confiant les petits aux grands-parents reviennent souvent dépités d'avoir perdu une forme d'insouciance amoureuse : « On pensait toujours aux enfants, on appelait le soir », avouent-ils. Bilan : le couple s'oublie, ne trouve plus rien à se dire une fois passées en revue toutes les infos sur la logistique de la maison et la vie trépidante de ses jeunes résidents. Vient l'irritation due au déséquilibre dans la répartition des tâches domestiques, et voilà comment l'amour fou va droit dans le mur. Bien sûr, on évitera des gaffes style : « Tu sais, avant que tu naisses, tout allait bien avec ton père. » Cependant, force est de reconnaître que l'enfant ajoute une telle pression à la vie du couple qu'au lieu de la version *Petite Maison dans la prairie*, on peut vite verser dans *La Crise*. Une de mes amies, mère de famille et fière de l'être, a trouvé une judicieuse astuce : depuis plus de quinze ans qu'ils sont mariés, son mari et elle déjeunent tous les vendredis

---

1. Fournier, J.-L., *Mouchons nos morveux...*, op. cit.

ensemble. C'est leur moment et aucune réunion, aucun autre prétexte ne doit contrevenir à la règle.

Si l'on peut enfanter et rompre, attardons-nous maintenant sur le phénomène inverse : rompre pour enfanter. Dans la jet-set littéraire et journalistique, l'exemple le plus criant est celui de l'écrivaine Madeleine Chapsal. Dans *L'Homme de ma vie*[1], elle confie avoir divorcé de Jean-Jacques Servan-Schreiber afin qu'il puisse avoir des enfants avec une autre, elle qui ne pouvait (on parle bien de *pouvoir* dans son cas et de *vouloir* dans le cas de JJSS) pas lui en donner. Elle déclarait même : « Pour une femme, ne pas avoir d'enfant, c'est échapper à son destin biologique, c'est être en exil. »

On l'a dit, du « vivant du couple », si je puis dire, les enfants prennent du temps et c'est en partie bien légitime. Mais il ne faut pas négliger non plus que, même quand le couple est mort, ça continue ! Et ça, les gens sans enfants se félicitent de pouvoir y échapper si jamais leur amour tourne court. En effet, sauf à se défausser de ses responsabilités, un parent restera un parent quoi qu'il advienne de son histoire sentimentale. La rupture ne pourra jamais être absolue. On pourra être compagne ou conjointe en pointillé, mari ou compagnon idem, mais mère ou père, c'est pour la vie. Même si on laisse tout tomber, que l'on fuit à l'autre bout de la planète, que l'on dispa-

---

1. Chapsal, M., *L'Homme de ma vie*, Paris, Fayard, 2004.

raît, eh bien, même par la pensée, notre rôle biologique et filial vient nous taquiner la conscience et la mémoire. La liberté retrouvée ne peut être que partielle dès lors que l'on a eu des enfants. Or, les divorcés ou les personnes séparées aspirent d'abord et avant tout à échapper à leur passé commun. Tirer un trait, faire place nette. Avec un ou des enfants, c'est mission impossible.

Et puis, qui dit séparation, dit souvent recomposition, à plus ou moins longue échéance. Or, les nouveaux tourtereaux n'ont pas toujours la chance de pouvoir roucouler en paix. D'une part parce que les deux clans ne s'intègrent pas toujours parfaitement. D'autre part parce que, souvent, on rajoute un petit larron dans cette vaste tribu et, pour les moments de calme, il faudra attendre une bonne vingtaine d'années dans le meilleur des cas. Au contraire, il arrive que des adultes ayant eu des enfants d'un premier mariage ne veuillent surtout plus recommencer avec une nouvelle compagne et que le message ne soit pas toujours évident à faire passer.

Le couple parental ne remplace pas le couple conjugal. L'univers familial et l'univers conjugal sont et doivent rester exclusifs l'un de l'autre. Comme chacun sait, on ne tombe pas amoureux par hasard. Les couples sans enfants ont identifié d'autres moyens d'être heureux, c'est tout. Leur épanouissement personnel ne passe pas par la case « bébé ». Où est le mal ? Leur voie d'accomplissement, c'est l'élu(e) de leur cœur et pas nécessairement ce qui pourrait en découler de globules rouges et blancs. Tous les moyens sont recevables pour faire rimer « amour » avec « toujours ». Si, pour ce faire, la perspective de roucouler autour d'un berceau n'est pas aveuglante, pourquoi faudrait-il se l'imposer, au risque de courir à l'échec d'une belle histoire ?

Puisque nous y sommes, levons le voile sur un autre phénomène dérangeant et pourtant empreint de souffrance : les personnes qui ont des enfants et sentent apparaître, pour eux-mêmes, des raisons d'anxiété dont ils ne soupçonnaient même pas la nature. L'enfant n'incarne pas le problème lui-même, mais il en est le révélateur, à son corps défendant. Les jeunes parents vous le diront : il faut déjà s'aimer très solidement pour résister aux premières années sans que le couple subisse quelques éraflures au passage. Ce n'est pas une mince affaire que de passer du statut de couple à celui de famille, puis de jongler habilement entre l'un et l'autre. Cela étant, le phénomène peut se produire à tout âge. Lorsque j'enquêtais pour mon livre sur le divorce[1], de nombreuses fois l'on m'a confié : « Vous savez, je reste pour les enfants. Sinon, cela ferait longtemps que je serais parti(e). » N'est-ce pas là un problème ? N'est-ce pas une fausse excuse ? Qu'est-ce que l'enfant gardera de ces non-dits inévitablement ressentis même si ses parents déploient des trésors d'énergie à faire comme si ? Chaque cas est particulier, certes. Mais gardons bien en tête que, dans cha-

---

1. Devienne, E., *Qui garde le chien ?...*, op. cit.

cun de nos jardins, des pierres nous tracassent. Après, tout se joue au niveau du seuil d'inconfort ou de tolérance.

Le bonheur est la finalité du couple. Sinon, à quoi bon ? Un bonheur tissé d'une succession d'expériences positives. Si l'enfant n'en fait pas partie *a priori*, peut être vaut-il mieux éviter de s'en rendre compte *a posteriori* ! L'histoire nous a libérées aussi de voir ces messieurs comme des mâles nécessaires. Ce sont des partenaires, et les enfants ne sont donc plus un devoir, mais une réalisation consentie. Un des effets les plus flagrants de la libération des femmes est que l'amour compte plus que l'institution de l'amour. Le sentiment l'emporte sur le cadre. L'authenticité prime sur l'apparence. Quel soulagement !

Le couple se pose à la fois comme un lieu de divergence et de convergence. C'est ça, l'Amour avec un grand A, non ?

Bien volontiers les « non-procréateurs », si je puis me permettre l'expression, s'associent volontiers à cette observation du philosophe Michel Onfray : « L'apparition des enfants signe sans appel la disparition de l'autonomie et de l'indépendance des partenaires qui le décident[1]. »

Le couple n'est plus le passage obligé pour former une famille et, malgré tout, le couple a la vie dure ! L'émancipation des femmes par le travail, l'augmentation des divorces et des recomposi-

---

1. Onfray, M., *op. cit.*

tions familiales, l'homoparentalité, tous ces thèmes déjà évoqués : rien ne fait décliner pour autant l'attrait pour le couple. Chacun bricole scrupuleusement le moteur de son état amoureux.

Conclusion

Une recherche d'équilibre

Les mutations contemporaines, tant au plan des jeux économiques que des stratégies politiques et, bien entendu, des analyses sur la famille, posent de nouvelles questions. Voici donc le moment d'afficher un véritable optimisme si la confrontation des points de vue conduit à des solutions utiles, des solutions de proximité, des solutions de mixité.

Depuis une bonne trentaine d'années, la famille a été l'objet de nombreux changements et elle n'est pas au bout de ses peines ! Mariage et couple ne forment plus le duo inévitable, maternité et féminité ne sont plus redevables l'une de l'autre, amour et désir peuvent mener des destins séparés.

La libération de la femme, l'individualisme, la voix des pères, tous ces facteurs s'interpénètrent et participent de ces bouleversements du lien familial. Une certitude se dégage néanmoins : la place de l'enfant est centrale. Elle relève autant de la vie privée que du domaine public. Pas simple, dans cette perspective, de bâtir sereinement un projet personnel sans s'appuyer sur une réflexion approfondie.

« Cet enjeu moderne du devenir parent est la nouveauté de notre temps », écrit Monique Bydlowski dans l'*Encyclopédie de la vie de famille*[1]. L'aspiration féminine est prise en compte dans les représentations familiales, et cette réalité doit être âprement défendue.

Les femmes, donc les enfants aussi. On ne fait que ça, me direz-vous. Pas si sûr... L'enfant, au sein de toutes ces formes de parentalité, fait de son mieux pour s'adapter et trouver une forme de cohérence bienveillante. Avouez toutefois que c'est un vrai méli-mélo. Le même petit garçon ou la même petite fille se retrouve l'enfant d'une première famille, puis le beau-fils ou la belle-fille dans la nouvelle famille recomposée. Il peut aussi être l'enfant de deux mères ou de deux pères avec un géniteur ou une mère porteuse au passage. Il se retrouvera éventuellement avec des demi-frères, des demi-sœurs, des beaux-parents, des beaux-grands-parents via leur belle-mère ou leur beau-père. Il peut n'avoir qu'une seule et même personne répondant au titre de la mère et du père. Il peut enfin avoir des parents biologiques, des parents adoptifs ou encore être né sous X. N'évacuons pas l'éventualité d'un parcours génétique sélectif. Si vous avez tout suivi, tant mieux. Eux, les enfants, s'y perdent parfois. Il faut les épargner et, si l'on ne pense pas être en mesure

---

1. Dans Vaillant, M., *Encyclopédie de la vie de famille, op. cit.*

CONCLUSION

de leur offrir, durablement, des conditions stables et simples à vivre et à comprendre, autant passer son tour. La vie est un manège et nous ne sommes pas obligés d'enfourcher tous les chevaux.

Celles qui choisissent d'être femmes sans être mères ont souvent obéi à leur volonté intrinsèque. Toutefois, et c'est un avertissement à prendre en compte, d'autres auraient peut-être changé d'avis si ce projet n'avait pas été au prix de « sacrifices » trop énormes à leurs yeux, trop injustes aussi au regard de la gent masculine. Parmi les hommes, deux grands ensembles aussi : d'une part ceux qui n'en ont jamais voulu, assurément, et d'autre part ceux qui en auraient fait si leur compagne avait insisté, mais qui s'accommodent parfaitement du contraire.

À l'heure où tous les porte-parole de nos pays riches se gobergent de mondialisation, de globalisation et, finalement, de déni des frontières, je souhaite le plus ardemment du monde inviter à regarder d'autres frontières autrement plus redoutables : celles de nos espaces intérieurs. Rien de mieux que l'enfance pour nous renvoyer à notre individualité la plus secrète. Les frontières que j'incite à respecter délimitent notre intimité, notre vérité, la seule part de nous absolument inaliénable. En celle-ci, nous pouvons placer une confiance aveugle.

Au début de cette conclusion, je plaidais enfin pour l'optimisme. Je boucle la boucle : quoi de plus heureux que d'imaginer, et de vouloir y croire, que les enfants ne relevant plus d'un destin ou du hasard seront mis en valeur. Je ne dis pas adulés comme des souverains. J'écris « mis en valeur » pour toute la richesse qu'ils portent en eux pour peu que l'on s'attarde à endiguer leurs faiblesses. Seulement voilà : tout le monde n'est pas prédisposé à s'atteler à la tâche en continu. Je veux croire que ces petits au pas chancelant et au sourire désarmant auront raison de nos folies, de nos dérives, des usurpations dont ils font l'objet en toute innocence.

Comptons sur eux pour toucher au plus grand désarroi des adultes par leur créativité innée. Notre avenir est entre leurs mains, ne les abîmons pas, fût-ce en toute bonne foi. S'il est un crédit à reconnaître aux personnes qui, comme moi, n'ont pas engendré de successeurs, c'est bien celui-ci : les enfants que nous aimons, nous les préservons. Ceux que nous n'avons pas faits, nous leur épargnons nos fragilités irréductibles. L'enfance est un intransigeant discours sur soi. Le trompe-l'œil ne résiste jamais bien longtemps. Mais une fois la porte de son intimité fermée, *quid* des pensées généreuses ?

L'amour, la mort, la vie... Tout est une question de choix. On a toujours le choix, charge à nous d'en assumer les conséquences. Le rapport à la maternité ou à la paternité n'est jamais neutre. Chacun avance autant d'arguments que de contre-arguments. L'enfant porte en lui toutes ces ambivalences. Voilà bien le cœur du débat et sa complexité.

Remerciements

Promis, je vous épargnerai une longue liste de remerciements, litanie qui ne manquerait pas de vous rappeler galas et autres fastidieuses remises de prix. Toutefois, accordez-moi le plaisir de remercier sincèrement quelques personnes, et en particulier Sylvie Angel. Elle, la première, a cru en mon projet. Merci de cette marque de confiance portée par une énergie communicative.

Bien entendu, toute ma gratitude s'adresse aussi aux nombreux professionnels en France et au Québec grâce auxquels j'ai pu documenter ma recherche, élargir mes horizons, confronter mes idées.

À leur générosité s'est ajoutée celle des femmes et des hommes qui ont accepté de me livrer leurs confidences et d'alimenter ma réflexion.

Et puis, comme au fil de tout projet d'écriture, merci à mon entourage immédiat. Patience, encouragements, conviction, amour, amitié, chacun, à sa façon, a répondu présent. Yves, Camille, Alice, pour le trio de base, puis ma garde rapprochée dans laquelle Michèle B., Guillemette I., Denyse T., Louise-Andrée L., Laurence M., Brigitte W., Marlène D., Nadjat H., Michelle D., en particulier se reconnaîtront. Avec elles, Marie J., Colette B., Françoise L., Marie-Hélène H. souriront. Au fait, n'avais-je pas promis de faire court ?

Table

Mot de l'auteur 7

1 – Des clichés réducteurs 15
« Ce sont des égoïstes » 17
« Elles n'aiment pas les enfants » 22
« Elles ont des problèmes » 32
« Elles sont immatures » 38
« Elles refusent des responsabilités d'adulte » 42
« Elles ont peur de déformer leur corps » 46

2 – Envisager sa vie autrement 49
Un enfant, pour quoi faire ? 50
Se sentir femme 57
Sans enfants, mais pas sans raison d'être 62
Mère à plein temps, tout reste à faire 71

3 – Un autre regard sur le temps 81
Elle a encore le temps de changer d'avis 83
Les journées n'ont que vingt-quatre heures 89
Le temps de l'enfant 96
Du côté des entreprises 98
Un nouveau souffle du discours féministe 103

4 – La circonspection du passeur 111

Parfums d'enfance.. 117
La hantise de l'hérédité 121
Les « joies » de la famille 123
Transmission et filiation 129

5 – Le pire n'est jamais sûr... 133

Un accès de réalisme au féminin ? 138
Un avenir financier hypothétique 140
Des courbes préoccupantes 149
Tout ne va pas bien au royaume
des parents 154
Et maintenant, un petit tour d'horizon jovial... 158

6 – L'Amour avec un grand « A » 161

Le sens du couple 163
Être mariés sans devenir parents 169
Attention, enfants 173

Conclusion – Une recherche d'équilibre 183

La photocomposition de cet ouvrage
a été réalisée par
GRAPHIC HAINAUT
59163 Condé-sur-l'Escaut

Achevé d'imprimer sur les presses de

BUSSIÈRE
GROUPE CPI

*à Saint-Amand-Montrond (Cher)
en décembre 2006*

N° d'édition : 47497. — N° d'impression : 064399/4.
Dépôt légal : janvier 2007.

Imprimé en France